D1619557

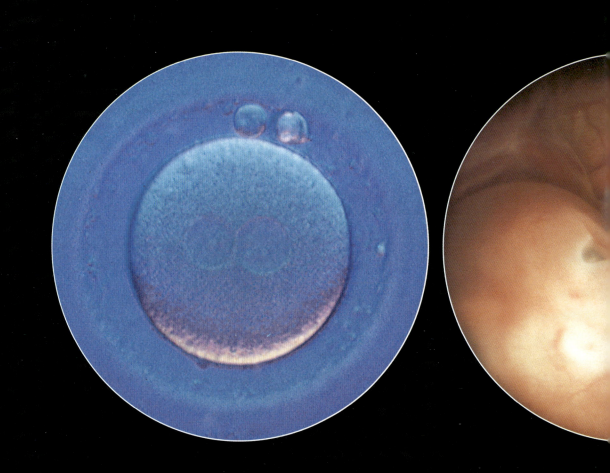

Ein Kind kommt in die Welt

GERALDINE LUX FLANAGAN

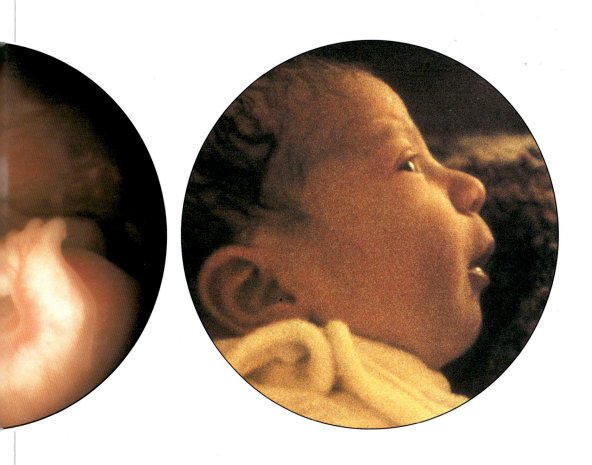

Mosaik Verlag

Ein Dorling Kindersley Buch
Nach einer Konzeption der Autorin
Originaltitel: »Beginning Life«
Compilation Copyright © 1996 by Dorling Kindersley Limited
and Geraldine Lux Flanagan
Text Copyright © Geraldine Lux Flanagan

Der Mosaik Verlag ist ein Unternehmen der
Verlagsgruppe Bertelsmann

Alle Rechte der deutschsprachigen Ausgabe:
© 1996 Mosaik Verlag GmbH, München / 5 4 3 2 1

Übersetzung aus dem Englischen: Beate Gorman, Marl
Redaktionsleitung: Monika König
Lektorat der deutschen Ausgabe: Kirsten Sonntag
unter Mitarbeit von Ilana Nevill
Umschlaggestaltung: Martina Eisele
Umschlagfotos: D. Bromhall (großes Foto),
Dr. R. Forman (kleines Foto oben),
Prof. Y. Dumez & Prof. J.F. Oury (kleines Foto unten)
Satz: Filmsatz Schröter GmbH, München
Printed in Italy by A. Mondadori Editore, Verona
ISBN 3-576-10657-X

*Für Philippa und Diana
Jack und Rosie*

Inhalt

Vorwort 8

Der erste Tag 12

Die erste Woche 24

Der erste Monat 36

Der zweite Monat 46

Der dritte Monat 58

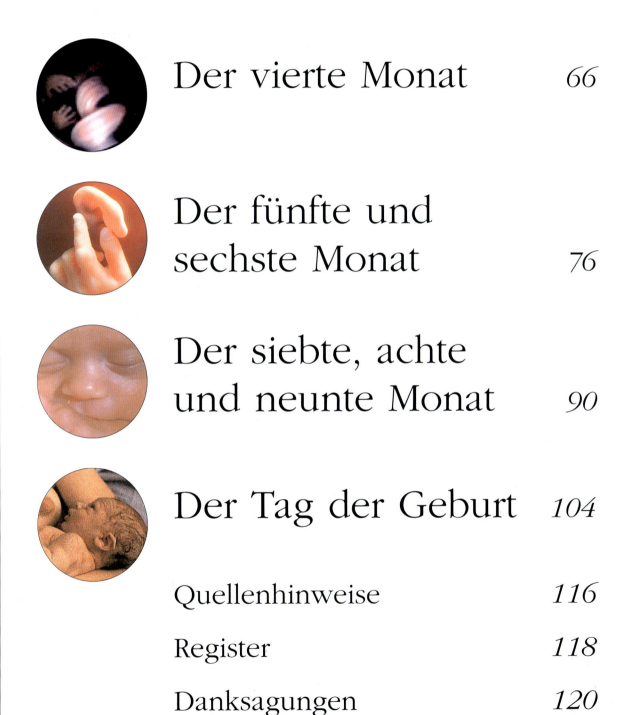

Der vierte Monat	66
Der fünfte und sechste Monat	76
Der siebte, achte und neunte Monat	90
Der Tag der Geburt	104
Quellenhinweise	116
Register	118
Danksagungen	120

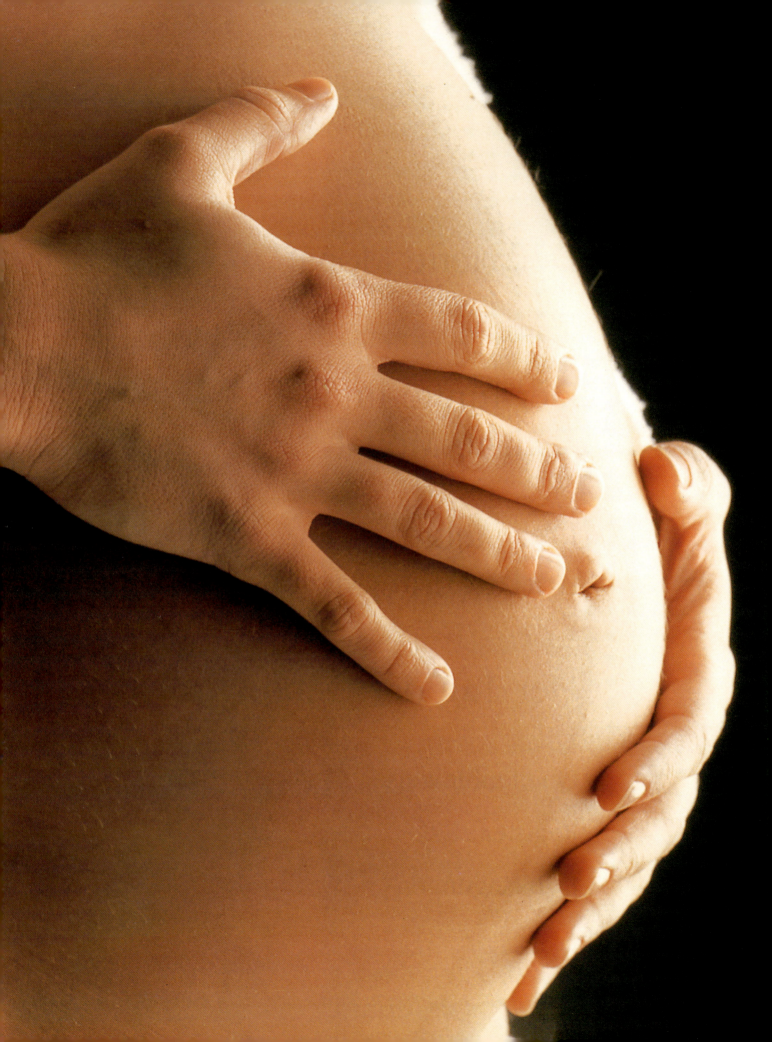

AM TAG DER GEBURT wird dieses Baby mit offenen Augen und der Fähigkeit zu sehen und die Stimme seiner Mutter zu erkennen auf die Welt kommen. Der Klang anderer Stimmen und von Musik, die es im Mutterleib gehört hat, werden ihm ebenso vertraut sein wie all die Aspekte der Außenwelt, die gefiltert zu ihm vordringen wie hier – wahrscheinlich als schwacher Schein – das Licht der fotografischen Beleuchtung. Der Mutterschoß ist kein ruhiger, abgeschotteter Ort; das Leben vor der Geburt bietet dem Baby eine Fülle vielfältiger Erfahrungen, die es auf die Welt vorbereiten, in die es bald hineingeboren wird.

Vorwort

... jene, die Dinge von Anfang an wachsen sehen, erkennen sie am klarsten.
ARISTOTELES

Es wird uns heute mehr und mehr bewußt, wie empfindsam, geschickt und erfahren ein Neugeborenes bereits ist. Bei seiner Geburt kann es atmen und Nahrung aufnehmen und sich bisweilen lautstark beklagen. Es kann auch schon ruhig und feinfühlig auf andere Menschen eingehen und ist so herzgewinnend in seinem Tun, daß es seiner Umgebung die liebevolle Fürsorge entlockt, die es braucht.

Diese Fähigkeit ist allmählich herangereift. Dank neuer Beobachtungsverfahren ist es uns heute möglich festzustellen, wie aufnahmebereit und aktiv das Baby in den Monaten vor seiner Geburt bereits ist. Es verharrt keineswegs einfach nur zusammengerollt in der bekannten Fötusposition. Wie kann die Vereinigung zweier Zellen – der Eizelle und der Samenzelle – zu der Geburt eines derart begabten kleinen Menschen führen, und das in nur neun Monaten? Unsere Sichtweise dieses Zeitraums, in der unser aller Leben geformt wird, ist von vielen Fachleuten aus verschiedenen wissenschaftlichen Gebieten bereichert worden: Die Untersuchungen reichen von dem wunderbaren Mikrokosmos der Zellen bis hin zu Beobachtungen der lebhaften Aktivitäten des Purzelbaum schlagenden, hörenden, tastenden und schmeckenden Babys im Mutterleib. Bei diesen Untersuchungen wurden häufig modernste Fototechniken eingesetzt. Ich habe für dieses Buch Fotografien und verbale Informationen zusammengetragen, um in Wort und Bild das Panorama von *ersten Tag* bis zum *Tag der Geburt* darzustellen.

Dabei beziehe ich mich auf wissenschaftliche Erkenntnisse, insbesondere auf Daten, die genau beobachtet, gemessen und aufgezeichnet werden können. Meine Quellen werden in den Literaturhinweisen auf Seite 116/117 dankend erwähnt. Für die Aufnahmen danke ich den Wissenschaftlern und Ärzten, die es mir so großzügig gestattet haben, diesen Teil ihrer Arbeit in das Buch einfließen zu lassen. Die entsprechenden Danksagungen befinden sich auf Seite 120.

Ich habe diese Erkenntnisse nie als »kalte Wissenschaft«, sondern vielmehr als farbig und lebendig empfunden. Aus der großen Menge an

Informationen habe ich jene Aspekte ausgewählt, die mich persönlich ganz besonders berührten.

Hin und wieder habe ich in diesem Buch Wörter wie »vielleicht«, »möglicherweise« und „wahrscheinlich" verwendet, um unterschiedliche Ansichten nicht auszuschließen und um Entwicklungen, die über unseren jetzigen Wissensstand hinausgehen, nicht vorzugreifen. Ich glaube, daß wir eines Tages die Zeit vor der Geburt als Bestandteil der Kindheit begreifen werden.

Geraldine Lux Flay

Oxford, 1996

Das Alter des Babys vor der Geburt wird in diesem Buch vom Tag der Empfängnis an berechnet. In der medizinischen Praxis geht man normalerweise vom Zeitpunkt der letzten Menstruation der Mutter aus, so daß zum tatsächlichen Alter etwa zwei Wochen hinzugezählt werden.

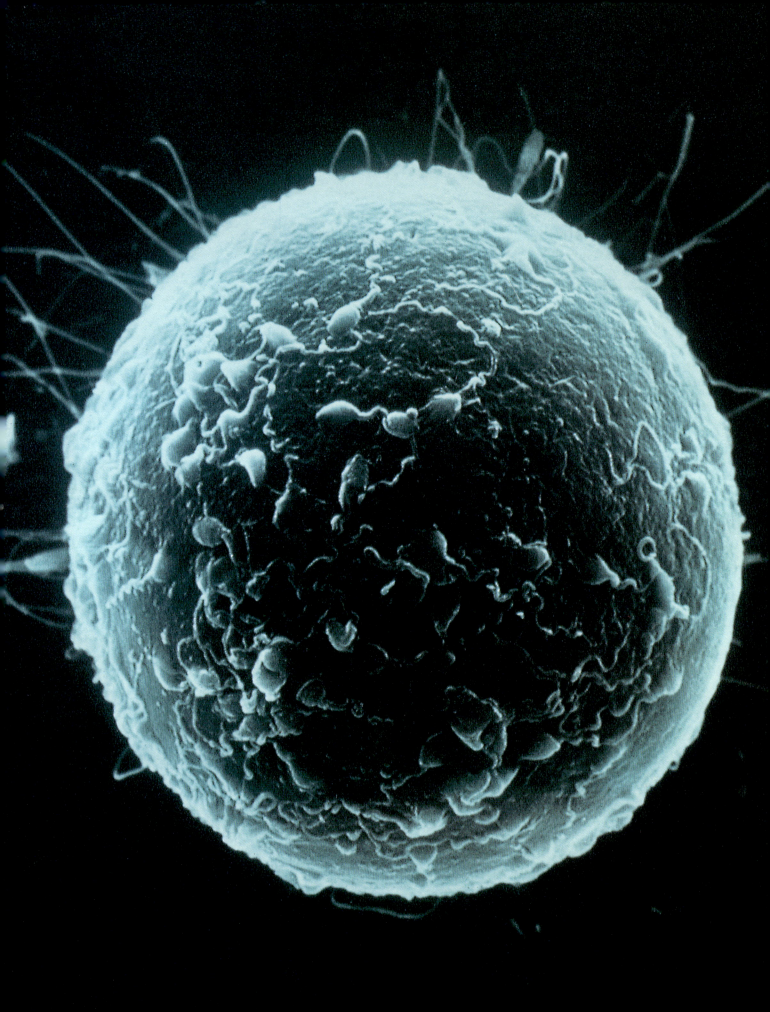

Das Leben jedes Menschen beginnt in der winzigen Kugel der mütterlichen Eizelle. Die menschliche Eizelle – hier stark vergrößert abgebildet – ist nicht größer als der Punkt auf diesem »i«. Sie ist wunderbar zart und trans-

Der erste Tag

Bevor ich von meiner Mutter geboren wurde, wiesen mir viele Generationen den Weg...
WALT WHITMAN

parent und enthält die wesentlichen Bindeglieder, mit denen das Leben von einer Generation zur nächsten weitergetragen wird. In dieser winzigen Kugel finden große Ereignisse statt. Wenn eine der Samenzellen des Vaters, die sich hier um das Ei versammelt haben, in die Eizelle eindringt und sich mit ihr vereint, kann neues Leben entstehen.

Mütterliches Ei in 2000facher Vergrößerung. Die dünnen Schwänze der darauf versammelten Samenzellen ragen steil nach oben.

Ein Kind kommt in die Welt

In den Stunden der Empfängnis wird das genetische Erbe eines Menschen endgültig festgelegt: Junge oder Mädchen, braune oder blaue Augen, blond oder dunkelhaarig, groß oder klein; all die vielen erblich bedingten körperlichen Eigenschaften, aber auch jene komplexen Faktoren – etwa Temperament und Persönlichkeit –, die als Neigungen vererbt werden. Gleichzeitig setzt mit dem Eindringen der Samenzelle in der Eizelle der wunderbare Prozeß der Verwandlung inaktiver Nährsubstanzen in ein lebendiges Wesen ein.

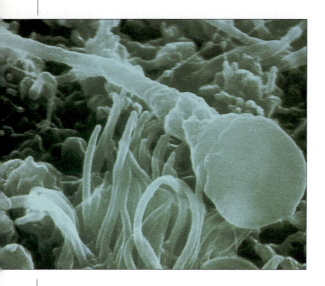

Väterliche Samenzelle, von ihrem peitschenden Schwanz angetrieben, in 9000facher Vergrößerung.

Die Eizelle entspringt dem Eierstock der Mutter. In den beiden weiblichen Eierstöcken können über eine halbe Million unreifer Eizellen angelegt sein. Diese Eizellen wurden bereits vor der Geburt der Mutter gebildet, und nur ein kleiner Teil von ihnen entwickelt sich überhaupt. Nach der Pubertät reift normalerweise jeden Monat abwechselnd in den beiden Eierstöcken jeweils nur eine Eizelle heran. Die reife Eizelle gelangt beim Follikelsprung in die trichterförmige Öffnung am oberen Ende des Eileiters, wo sie ruhend verweilt. Allein überlebt sie wohl nur ein bis zwei, höchstens drei Tage. Wird sie in dieser Zeit von einer Samenzelle befruchtet, entsteht neues Leben; wenn nicht, verschwindet sie. Trotz ihrer geringen Größe ist die Eizelle doch die größte Zelle im menschlichen Körper. Neben dem genetischen Material der Mutter trägt sie Zellsubstanz und Nährstoffe in sich, die zum Erhalt neuen Lebens in den ersten Tagen benötigt werden. Wie alle anderen Eizellen enthält auch die menschliche etwas Dotter. Sie besitzt eine schützende äußere Hülle, eine weiche, aber zähe Membran, die als *Zona pellucida* bezeichnet wird.

Obwohl sich die schwerfällige Eizelle nicht aus eigener Kraft bewegen kann, ist sie doch nicht völlig passiv. Möglicherweise zieht sie durch die biochemischen Signale der sie begleitenden Flüssigkeiten die Samenzellen an. Diese Signale scheinen die Samenzellen dazu anzuregen, in die Nähe der Eizelle zu schwimmen. Und sind sie erst einmal dort angekommen, hat die Eizelle die Macht, sie in Erregung zu versetzen, so daß sie sich an ihre Oberfläche haften und beginnen, in sie einzudringen.

Viel kleiner als die Eizelle, zählen die Samenzellen zu den kleinsten Zellen im menschlichen Körper. Als kaulquappenförmige gute Schwimmer können sie sich in fünfzehn Minuten etwa 2,5 Zentimeter fortbewegen. Eine ganz beachtliche Leistung für so mikroskopisch kleine Zellen! Die Samenzellen tragen keinerlei Nährstoffe mit sich und befördern keine andere Fracht als die genetische Botschaft des Vaters zusammen mit den Mitteln, sie anzuliefern. Ihre Kraft liegt in den peitschenden Bewegungen der Schwänze und in bestimmten Enzymen im Kopfbereich, die ihnen helfen können, in die mütterliche Eizelle einzudringen.

Neue Samenzellen werden in den Hoden des Vaters gebildet; die Produktion nimmt insgesamt etwa vierundsechzig Tage in Anspruch. Normalerweise sind mehrere hundert Millionen Samenzellen fertig vorhanden. Alle zusammen sind so klein, daß sie auf den Kopf einer Reißzwecke passen. Im Körper des Mannes können sie mehrere Wochen lang überleben. Und plötzlich, wenn bei der Ejakulation vielleicht zweihundert Millionen Spermien mit einer Flut von Samenflüssigkeit ausgestoßen werden, kommen sie in Bewegung. In einem einzigen Tropfen können eine Viertelmillion oder gar eine ganze Million Samenzellen enthalten sein. Doch sie sind nicht alle gleich – mindestens ein Drittel der

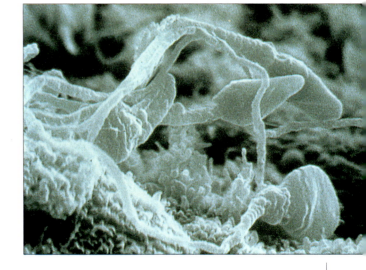

Aus der Flut
vieler Millionen drängen einige vorwärts, andere bleiben zurück. Ein Elektronenmiskroskop zeigt Samenzellen im Eileiter.

Ein Kind kommt in die Welt

▷ *»Eierjäger« beim Start. Jeder Punkt entspricht einer Samenzelle.*

Spermien sind merkwürdig geformt und können nicht gut schwimmen. Bis vor kurzem wurden sie als defekt klassifiziert, doch heute gibt es Hinweise, daß sie vielleicht sogenannte »Kamikaze«-Spermien sind. Das Ergebnis ihres kurzen Lebens besteht möglicherweise darin, daß sie den Zugang für etwaige rivalisierende Samenzellen des Vaters versperren, indem sie zurückbleiben, während die kräftigen sogenannten »Eierjäger« losstürmen. Aldous Huxley beschrieb es so:

Millionen und Abermillionen von Spermatozoen, / Alle lebendig: / Den Kataklysmus darf nur ein armer Noah / Hoffen zu überleben.

Die Eierjäger müssen eine etwa siebzehn Zentimeter lange Reise zuerst durch den Muttermund, dann durch die kleine Gebärmutterhöhle und schließlich in die hoffentlich richtige der beiden haarfeinen Öffnungen der Eileiter unternehmen, bis sie schließlich an dessen Ende ankommen. Die Eierjäger schwimmen gemeinsam los und stoßen vor »wie Pfadfinder auf der Suche nach einem Ei«. Aber viele kommen vom rechten Weg ab, und die meisten sterben unterwegs, so daß nur mehrere Dutzend der fittesten oder glücklichsten von den anfänglich vielen Millionen das Ziel erreichen. Erwartet sie am Ziel ihrer Reise keine reife Eizelle, können sich die überlebenden Spermien mit ihren Köpfen an der Eileiterwand festhalten und dort ruhend verharren. Auf diese Weise können sie mehrere Tage lang überleben. Da es Eizelle und Samenzelle möglich ist, aufeinander zu warten, wird der Zeitraum um die Ovulation herum erweitert – die Natur trägt also auf ihre Weise dazu bei, daß die Empfängnis wahrscheinlicher wird.

In Wartestellung *können Samenzellen auf dem Weg zur Eizelle mehrere Tage lang verharren.*

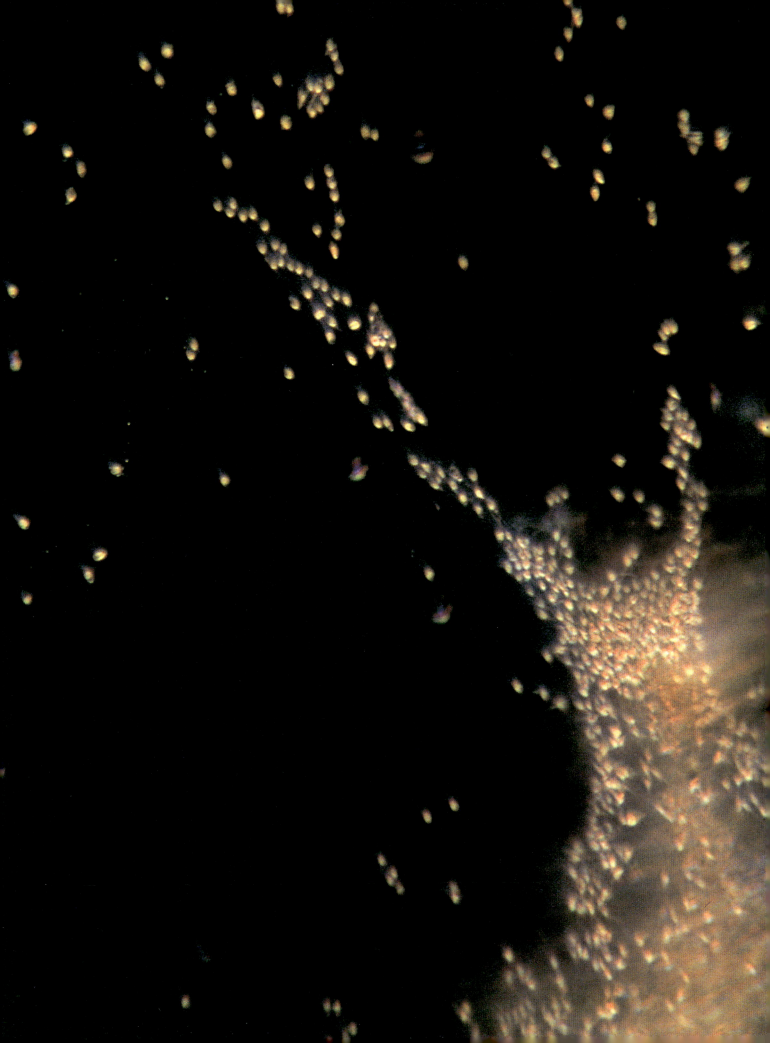

Die Empfängnis wird weiter durch den Einfluß der Hormone bei der Ovulation unterstützt und kann durch sexuelle Erregung gefördert werden. Zum Zeitpunkt des Eisprungs setzen in den Wänden der Eileiter und vielleicht auch in der Gebärmutter Kontraktionswellen ein, so daß eine Strömung nach oben zu dem Ort einsetzt, an dem sich die Eizelle in Warteposition befindet. Auf diese Weise können schwimmende Samenzellen die siebzehn Zentimeter lange Reise in weniger als einer halben Stunde zurücklegen! Und selbst die Bummelanten schaffen es meistens in drei bis vier Stunden. Doch sie würden ihr Ziel überhaupt niemals erreichen, spielte sich da nicht eine weitere hormonelle Reaktion im Körper der Mutter ab. Der Eingang zum Uterus ist normalerweise mit einem schützenden Schleimpfropfen verschlossen – mit dem Muttermundschleim, der sich aus Zucker und Proteinen zusammensetzt. Die meiste Zeit über ist dieser Schleim so dick,

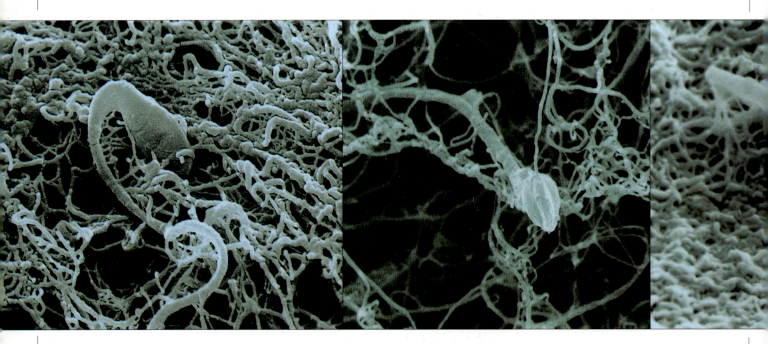

Samenzelle
im Dickicht verfangen, das normalerweise den Eingang zum Uterus schützt.

Elegant navigiert
eine Samenzelle durch die Lücken im Schleimlabyrinth, die sich zur Zeit der Ovulation erweitern.

daß Samenzellen ihn kaum durchdringen können. Normalerweise bleiben sie in ihm stecken. Bei starker Vergrößerung kann man sehen, daß der Schleim aus einem Dickicht netzartiger Fäden besteht. Er wirkt wie eine dichte Hecke, die den Eingang zur Gebärmutter schützt. Doch um die Zeit des Eisprungs wird der Schleim wäßrig. Das Netz lockert seine Maschen, und Samenzellen können durch die Lücken hindurchschlüpfen. Sie müssen dieses Hindernis aus eigener Kraft überwinden, und viele schaffen es nicht. Nur die besten Eierjäger bringen den Zickzack-Kurs durch diese Hürde mit Erfolg hinter sich und erreichen das nächste Stadium. Nun können sie im Strom der mütterlichen Flüssigkeiten den Aufstieg rasch hinter sich bringen.

Das Eintauchen und Mitschwimmen in den mütterlichen Flüssigkeiten bietet nicht nur eine Transportmöglichkeit, sondern scheint eine weitere wichtige Funktion zu haben: die Samenzellen zu befähigen, in die Eizelle einzudringen und sie zu befruchten. Auf ihrer Reise werden die Samenzellen also »kapazitiert« und auf die Begegnung mit der Eizelle vorbereitet. Wartet eine Eizelle, sind die Samenzellen bereit.

Die Eizelle verfügt über die Macht, die Finalisten unter den Samenzellen in sichtbare Erregung zu versetzen, wenn sie in ihre Nähe gelangen – sie sind so angeregt, daß sie als hyperaktiv bezeichnet werden. Jede Samenzelle zeigt dies auf eigene Art und Weise. Die individuellen

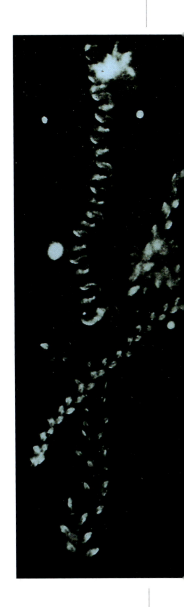

Zickzack-Spuren
Der Schwimmstil von Samenzellen, die den Schleim durchqueren.

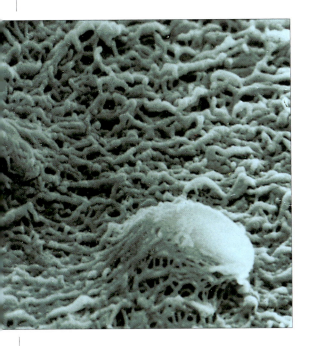

Gefangen
im viel zäheren Schleim in den späteren Schwangerschaftsmonaten.

Schwimmstile, mit der sie die letzte Strecke bis zur Eizelle bewältigen, werden als »Dreschflegel«, »Sternwirbel« oder ähnlich bildhaft bezeichnet.

Kommt es zum Kontakt zwischen Samenzelle und Eizelle, erkennen sie einander im biologischen Sinn durch die genaue Paßform der Moleküle auf der jeweiligen Oberfläche. Die genau zueinanderpassenden Moleküle greifen ineinander, und die Samenzellen werden so an die weiche Hülle der Eizelle, die *Zona pellucida*, geheftet. Die zwei, drei Dutzend Samenzellen, die so weit kommen, werden nun einer speziellen, in der Hülle der Eizelle enthaltenen Poteinsubstanz ausgesetzt. Als Reaktion darauf legen die Samenzellen ihre äußere Schutzhülle ab, die wie eine Kappe über ihrem Kopf gesessen hat. Durch die Entfernung dieser Mütze werden die speziellen Enzyme der Samenzellen freigesetzt. Diese können in der Hülle der Eizelle einen mikroskopisch kleinen Schlitz entstehen lassen, möglicherweise aber nur dann, wenn die Samenzelle eine günstige Zugangsstelle gefunden hat. Eine der hyperaktivierten Samenzellen kann nun in die Eizelle eindringen.

So kommt es zu einer Art Wettlauf: Welche wird die erste sein? Jede Samenzelle besitzt ihr eigenes genetisches Programm und unterscheidet sich von den übrigen durch unzählige Details, so beispielsweise darin, ob das Kind ein Junge oder ein Mädchen wird. Allein das Sperma des Vaters besitzt das Gen, das das Geschlecht des Babys bestimmt – mit dem Eindringen dieser einen bestimmten Samenzelle, knapp vor einer anderen, wird also das Geschlecht des Kindes festgelegt. Der Moment, in dem diese Samenzelle in die Eizelle schlüpft, ist der Augenblick der Befruchtung, und in der Eizelle setzt sofort eine Reaktion ein: Sie ist für spätere Ankömmlinge nicht mehr zugänglich – alle anderen Konkurrenten werden ausgeschlossen. Die weibliche Eizelle scheint also höchst monogam zu sein.

Die Eizelle wird durch das Eindringen der erfolgreichen Samenzelle aus ihrem Ruhen erweckt. Viele Aspekte dieses Lebensfunkens sind noch immer

Fast am Ziel
Hyperaktive Samenzellen bei dem Versuch, die hier stark vergrößert abgebildete Hülle der Eizelle zu durchdringen.

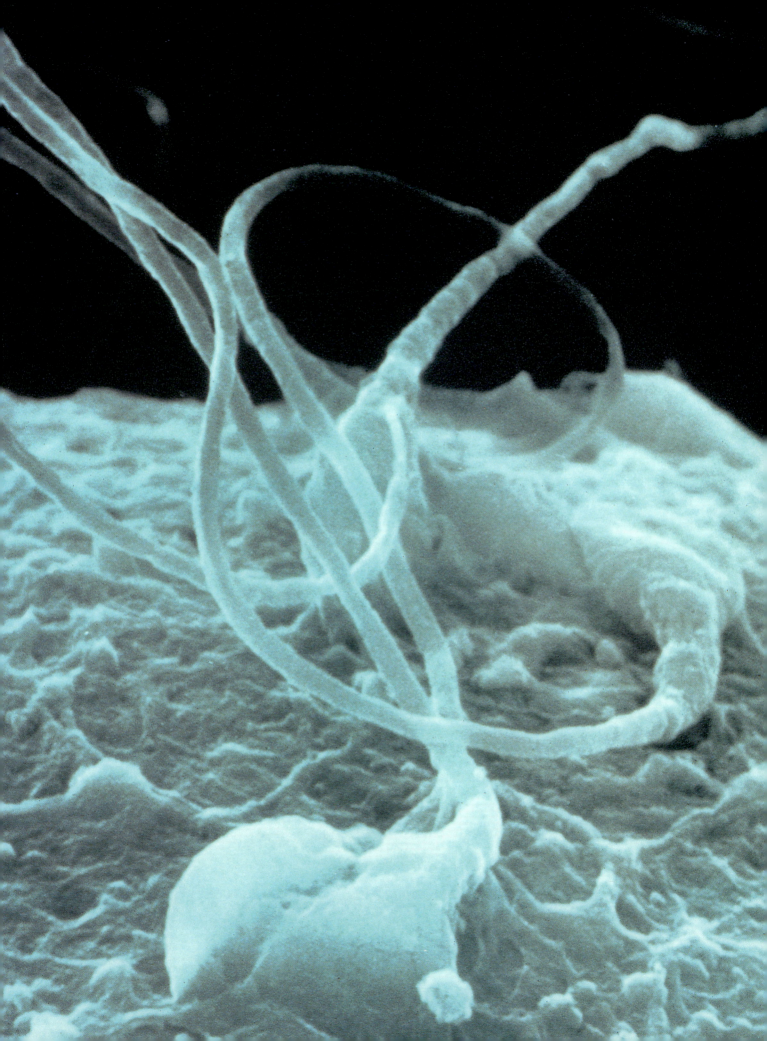

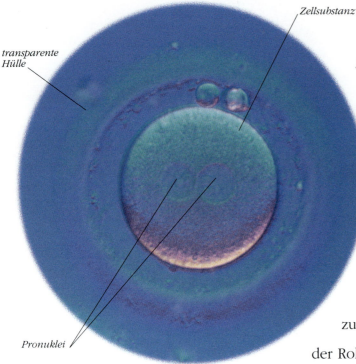

transparente Hülle

Zellsubstanz

Pronuklei

Elterliche Kerne *nebeneinander in der Eizelle, deren zarte Transparenz im Licht des Mikroskops offenbar wird.*

geheimnisvoll. Wir wissen lediglich, daß die biologische Maschinerie der Eizelle fast unmittelbar aktiv wird. Ihre Stoffwechseltätigkeit steigt meßbar an, ihr Sauerstoffverbrauch nimmt zu, und ihr Inhalt beginnt langsam, sich zu verändern. Das kostbare genetische Material, die Mitgift der Mutter, beginnt sich nun im Zentrum der Eizelle zu dem sogenannten *Pronukleus* zu formen, einem Provisorium mit entscheidender Rolle bei der Entstehung eines völlig neuen Zellkerns für einen neuen Menschen.

Unterdessen hat die Samenzelle nach ihrer Ankunft in der Eizelle ihren Schwanz verloren und ruht einige Stunden, um dann als schwanzloser Kopf, gefüllt mit der genetischen Mitgift des Vaters, langsam zum Zentrum der Eizelle zu wandern. Dort schwillt sie allmählich an und formiert sich zum väterlichen Pronukleus.

In jedem dieser Kerne befinden sich dreiundzwanzig Strangpaare, die sogenannten *Chromosomen.* Sie sind so klein, daß man sie nur unter dem Mikroskop sehen kann. Auf diesen Chromosomen sind die noch viel winzigeren Gene angeordnet. Ihre genaue Zahl ist unbekannt. Man schätzt, daß wir in unseren Chromosomen bis zu einhunderttausend Gene tragen, die jeweils zur Hälfte von Vater und Mutter aus den elterlichen Pronukleen stammen. Die Gene bestehen aus einer Substanz, die als DNS bezeichnet wird. Man kann sich die DNS als molekulares Alphabet vorstellen, mit dem buchstabiert wird, was entstehen soll: zuerst einmal – in Form und Funktion – ein Mensch, der dann außerdem als Mitglied einer bestimmten Familie in sich trägt, was ihm von allen vorangegangenen Generationen seiner Vorfahren genetisch mitgegeben wurde. Doch aufgrund der Paarung von vielleicht einhunderttausend elterlichen Genen gibt es so ungeheuer viele Möglichkeiten für neue Kombinationen, daß das Ergebnis keinem der Vorfahren genau entsprechen wird. Es handelt sich um ein noch nie dagewesenes genetisches Programm für einen einzigartigen neuen Menschen.

Dieses neue genetische Programm entsteht, wenn die beiden elterlichen Kerne innerhalb der Eizelle vielleicht einen Tag lang Seite an Seite liegen und ihre Inhalte die endgültige biologische Verschmelzung des Männlichen und Weiblichen vollziehen. Im Augenblick dieser Vereinigung teilt sich die Eizellsubstanz in zwei völlig neue, identische Zellen. Dies sind die ersten beiden Zellen des zukünftigen Babys. Und so beginnt der erste Tag der ersten neun Lebensmonate.

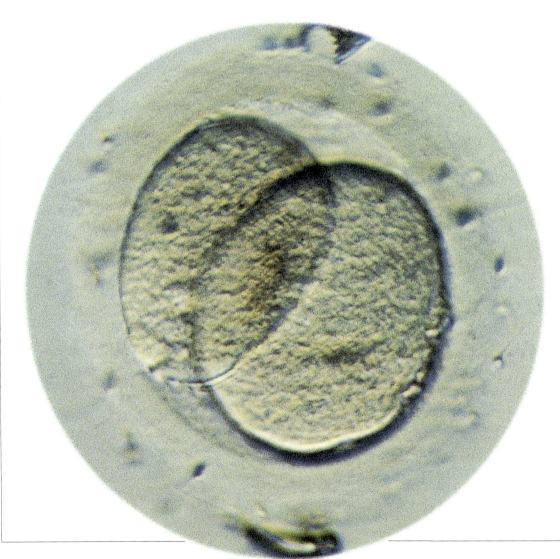

Zwei Zellen: die ersten des zukünftigen Babys in der durchsichtigen Eihülle.

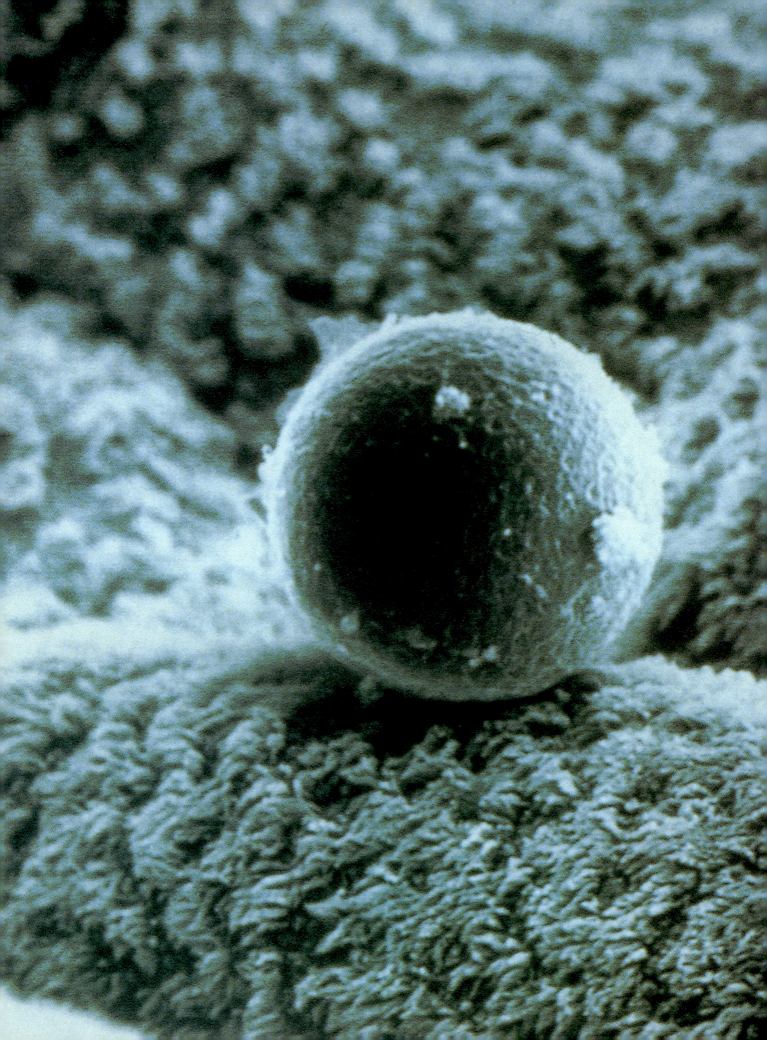

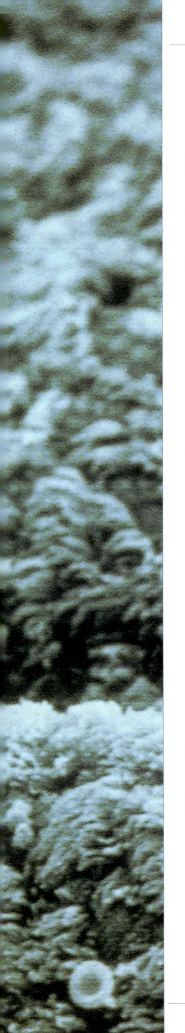

Tag für Tag teilen sich die ersten beiden Zellen des neuen Lebens und bilden so vier, acht, dann sechzehn und gegen Ende der ersten

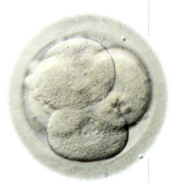

Vier Zellen

Die erste Woche

Deine Kinder sind ... das Verlangen des Lebens nach sich selbst.
KHALIL GIBRAN

Woche bereits über einhundert Zellen. In dieser Zeit treibt die winzige Zellkugel, an deren Oberfläche noch immer besiegte Samenzellen haften, langsam in Richtung Gebärmutter.

Die Kugel
treibt mit der Strömung. Innerhalb der Hülle sind sich teilende Zellen beleuchtet (oben rechts).

»Meer im Innern« des mit Flüssigkeit gefüllten Eileiters mit seinen Flimmerhärchen in 30.000facher Vergrößerung.

Nach ihrer Ankunft im Uterus werden die neuen Zellen schlüpfen und aus der schützenden Eihülle heraustreten. Etwa am siebten Tag werden sich die geschlüpften Zellen dann in den nährenden Geweben der Mutter einnisten und dort bis zur Geburt eingebettet bleiben.

Auf ihrem Weg zur Gebärmutter können die zarten neuen Zellen nur in einer wäßrigen Umgebung überleben. Bei starker Vergrößerung erinnert die Szene im Eileiter tatsächlich an eine ozeanische Unterwasserlandschaft. Diese Art Meer im Innern der Mutter ist durch die Evolution vorgegeben. Es

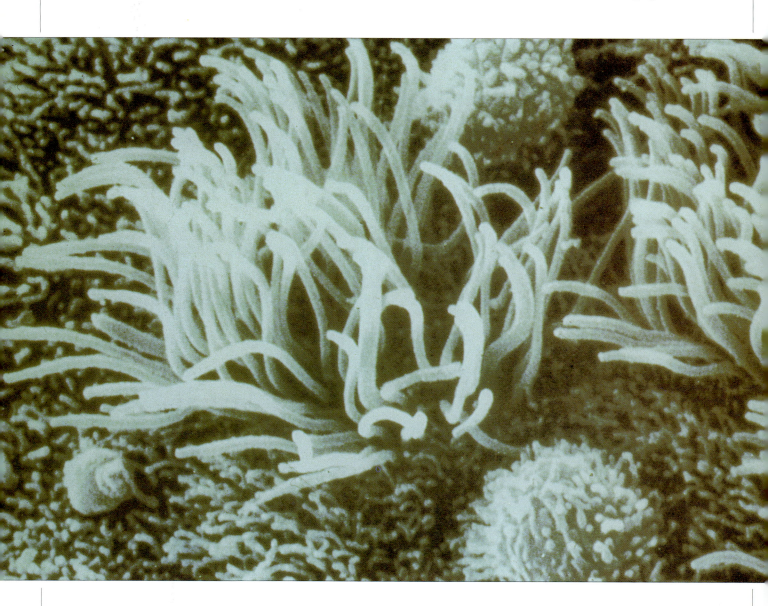

Die erste Woche

schützt die sich entwickelnden Zellen, verhindert ihr Austrocknen, sorgt für eine gleichmäßige Temperatur, bietet in Form von Salzen und Zucker ein wenig Nahrung, die von den Zellen aufgenommen wird, und enthält außerdem Substanzen, die die Zellkugel auf das Einnisten vorbereiten. Gleichzeitig bietet die Flüssigkeit die nötige Transportmöglichkeit, um den Zellklumpen an seine Niststelle zu bringen.

Die an sich unbewegliche Zellkugel treibt wie Strandgut dahin und wird von den Strömungen innerhalb des Eileiters weitergetragen. Doch der Strom,

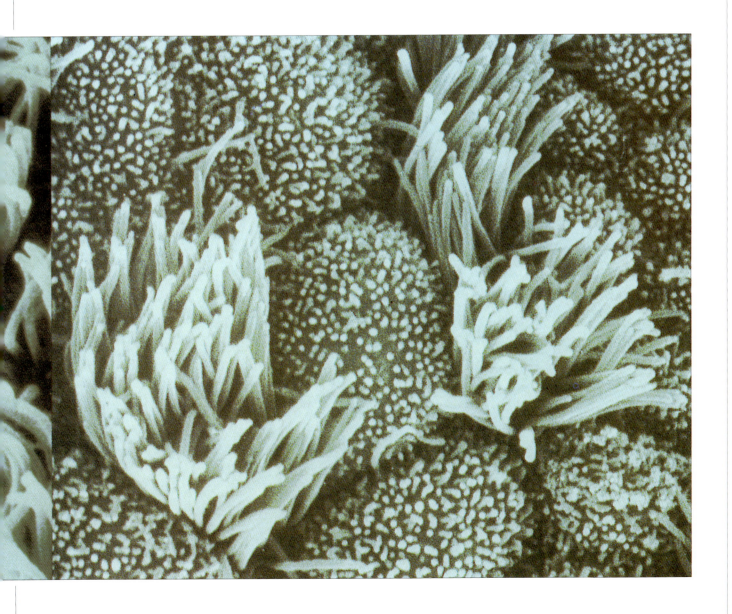

in dem die schwimmenden Samenzellen zu der wartenden Eizelle herangetragen wurden, hat seine Flußrichtung nun völlig umgekehrt. Dies geschieht, weil die wellenartigen Kontraktionen und die bürstenden Streichbewegungen der Zilien oder Flimmerhärchen innerhalb der Eileiterwände ihre Richtung geändert haben. Die Strömung geht nun in Richtung Gebärmutter. Diese erstaunliche Umkehrung der Muskelbewegung im Eileiter wird direkt durch eine Veränderung im Hormonhaushalt der Mutter hervorgerufen.

Obwohl die Zellkugel frei schwebt, sendet sie fast unmittelbar ein biochemisches Signal aus, wie eine Botschaft, mit der sie auf ihre Ankunft aufmerksam macht. Innerhalb von etwa vierundzwanzig Stunden nach der Befruchtung produzieren die neuen Zellen winzige und zunehmende Mengen eines Hormons, das als HCG bezeichnet wird: humanes Choriongonadotropin. Dieses Hormon kommt in den Blutkreislauf der Mutter, wo es am Ende dieser ersten Woche durch einen speziellen Bluttest als frühestes Anzeichen einer Schwangerschaft nachweisbar ist. Eine Woche später kann es auch mit einem Schwangerschaftstest aus der Apotheke festgestellt werden. Das Vorhandensein von HCG führt im mütterlichen Eierstock zur Produktion von Progesteron. Dieses wichtige Hormon vereitelt die nächste Menstruation und stimmt den mütterlichen Körper insgesamt auf den sich einnistenden zukünftigen Embryo ein. Auf diese biologische Weise bereitet das neue Leben seine Mutter auf sich vor.

Die Reise der Zellkugel durch den Eileiter dauert insgesamt drei bis vier Tage. In dieser Zeit wächst sie zu einer Ansammlung von bis zu etwa sech-

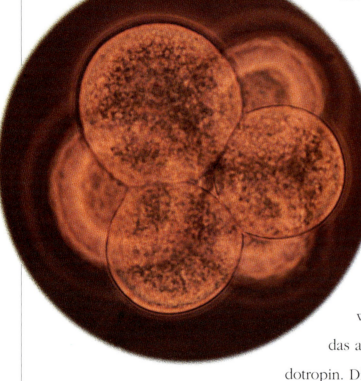

»Hier bin ich!«
Nun schon sechs bis acht Zellen senden am dritten Tag ein Signal aus.

DIE ERSTE WOCHE

zehn Zellen heran. Dies läßt sich nicht immer genau vorhersagen, auch ist es nicht unbedingt eine gerade Zahl, da einige Einzelzellen sich nicht weiter teilen und absterben, ohne daß dies jedoch der gesunden Entwicklung der übrigen schaden würde. Der Tod von Zellen ist Teil des Lebens. Doch häufig versagen auch alle Zellen. Dies ist wahrscheinlich eine »Pannen-Vorrichtung« der Natur für den Fall, daß bei den frühen Zellteilungen etwas schiefgegangen ist oder daß andere Bedingungen diesmal nicht günstig sind. Man schätzt, daß mehr als die Hälfte von Schwangerschaften enden, oft noch bevor sie erkannt werden. Die Kugel, so klein wie ein Staubkorn, verschwindet unbemerkt.

Es ist eine unsichere Zeit. Doch diese ersten Tage sind auch die beste Spanne, um eine *in vitro* befruchtete Eizelle in den mütterlichen Körper zu übertragen. Dabei handelt es sich um eine Eizelle, die in einem medizinischen Labor im Reagenzglas befruchtet wurde. Man nimmt diese Übertragung meistens dann vor, wenn die Kugel aus vier bis acht Zellen besteht. Im Labor läßt sich die Zellteilung durchs Mikroskop beobachten, und Eltern, die sich auf diese Weise ihren Kinderwunsch erfüllen, können bereits jetzt ein erstes Foto von ihrem Kind erhalten. Es ist wunderbar, unter dem Mikroskop zu sehen, wie sich diese zarten, durchsichtigen ersten Zellen bewegen und sich ganz, ganz langsam in der Mitte zusammenziehen und teilen, so daß plötzlich zwei Zellen vorhanden sind. Hier erscheinen die Zellen wie feinkörnige Bläschen. Bei

◁ *Ein frühes Porträt ihres Kindes ist diese* in vitro *befruchtete Eizelle für die Eltern.*

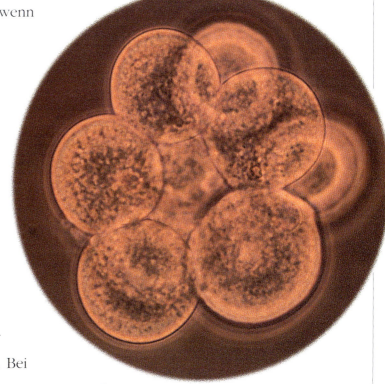

*Die »Maulbeere«
Später am dritten Tag schon zehn Zellen, gebadet in rosafarbenem Nährstoff.*

starker Vergrößerung kann man sehen, daß jede Zelle einen Zellkern beinhaltet, der die Chromosomen mit dem genetischen Programm für diesen Menschen enthält. Zusätzlich enthält jede Zelle die biologische Maschinerie, die das genetische Programm ausführt und es von Zelle zu Zelle weitergibt.

Die ersten Zellen hängen eng zusammen und werden als *Morula* bezeichnet, da sie in der Vergrößerung an eine Maulbeere erinnern. Während die «Maulbeere» in Richtung Gebärmutter reist, erreicht sie eine Größe von zwölf bis sechzehn Zellen, die – soweit wir wissen – alle identisch sind. Wenn sich diese Zellen in zwei oder mehr Gruppen aufteilen, was selten, jedoch regelmäßig geschieht, entstehen eineiige Zwillinge, Drillinge ... und manchmal noch mehr. Sie beginnen ihre parallele Entwicklung in diesem frühen Stadium oder innerhalb der nächsten Tage. Die winzige Maulbeerkugel gelangt etwa am vierten Tag in den Uterus.

Acht bis zehn Zellen, durchsichtig und vor einem andersfarbigen Hintergrund: noch immer umschwirrt von ausgeschlossenen Samenzellen.

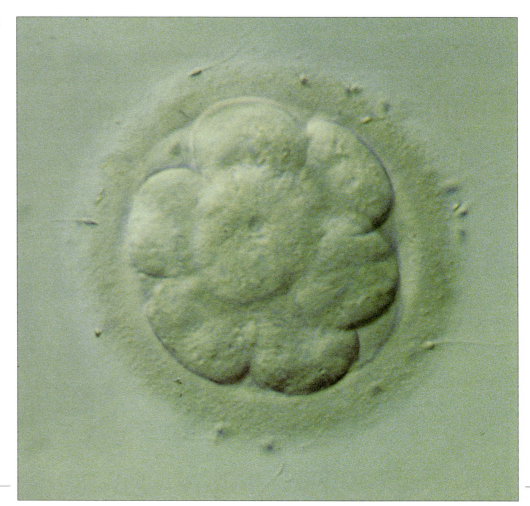

Dort treibt sie noch zwei, drei Tage umher, während sich die Anzahl der Zellen wieder und wieder verdoppelt, so daß es bald über einhundert sind. Da sich die Zellen durch Teilen vervielfachen, werden die einzelnen Zellen immer kleiner, so daß das Gesamtvolumen der Kugel kaum wächst. Der Zellball findet also noch immer in der leicht gedehnten Hülle der ursprünglichen Eizelle Platz.

Während die Kugel frei über die Oberfläche der Gebärmutter treibt, findet eine große Veränderung statt: Die Zellen sind nun nicht mehr identisch, sondern unterscheiden sich jetzt eindeutig voneinander. Bei diesem Differenzierungsprozeß ordnen sie sich in zwei verschiedene Gruppen an – in eine innere und eine äußere.

Die inneren und die äußeren Zellen haben ein grundlegend anderes Schicksal. Die innere Zellmasse enthält die Voraussetzungen für die Entste-

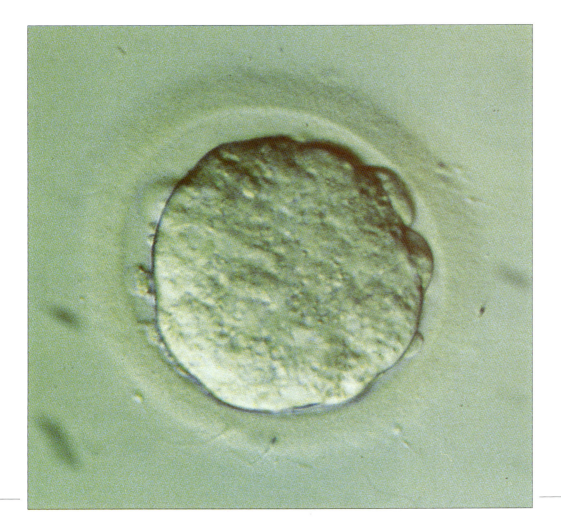

Sechzehn Zellen am vierten Tag eng in der Eihülle zusammengedrängt und immer noch nicht größer als der Punkt auf diesem »i«.

hung eines Embryos, eines Babys und schließlich eines erwachsenen Menschen. Die äußeren Zellen hingegen, die vielleicht auch ein paar der inneren beherbergen, werden das vorübergehende Lebenserhaltungssystem bilden: alle Gefäße und Strukturen einschließlich der Plazenta oder Nachgeburt, die das Baby vor der Geburt nähren, beherbergen und schützen.

Bei der Geburt haben diese Gewebe ihre Funktion überlebt und werden abgelegt. Man weiß nicht, wodurch die Zuordnung zur inneren oder zur äußeren Gruppe festgelegt wird. Vielleicht ist sie einfach nur auf Zufall zurückzuführen, also darauf, wo sich eine Zelle gerade befindet, wenn die Differenzierung

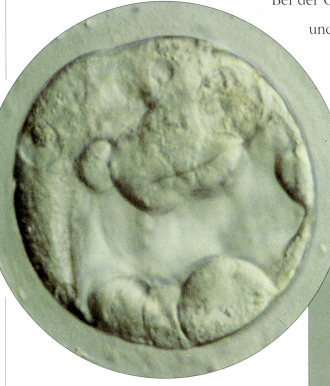

△ *Geordnete Umwälzung*
Die Zellen formieren sich zu einer inneren und einer äußeren Gruppe mit jeweils unterschiedlichem Schicksal.

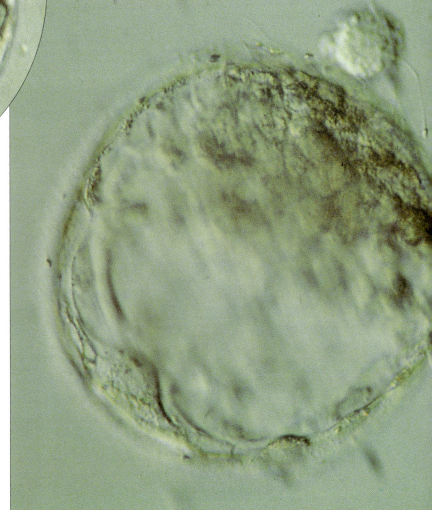

einsetzt. Die differenzierten Zellen teilen sich immer weiter und arrangieren sich auf sehr organisierte Weise immer wieder neu. Sie werden zur sogenannten *Blastozyste*, was soviel wie »Sprossenbeutel« bedeutet. Dann ist der junge »Sproß« bereit zu schlüpfen, wie dieser Entwicklungsschritt so treffend genannt wird: Die Eihülle gibt nach, und die Zellen quellen heraus. Sobald die neugeschlüpften Zellen mit der Oberfläche der Gebärmutter in Kontakt kommen, werden sie beginnen, sich dort niederzulassen.

Nun ist die Zellkugel bereit, sich einzunisten. Normalerweise geschieht dies im oberen Bereich des Uterus, was neun Monate später zu einer unkomplizierten Geburt beitragen kann. Wie kommt es zu einer so erstaunlich »vorausschauenden« Wahl? Wir wissen es nicht – es bleibt weiterhin ein Rätsel.

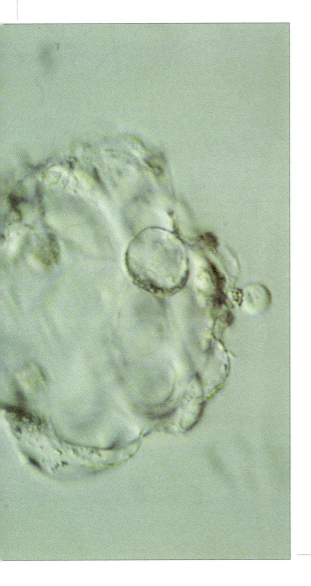

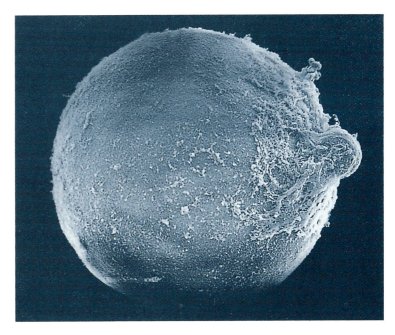

Schlüpfen

Die Hülle wölbt sich unter dem Druck der Zellen. Dieser Augenblick wurde mit dem Elektronenmikroskop festgehalten (oben). Durch ein normales Mikroskop betrachtet (links), sieht man die Masse neuer Zellen aus der runden Hülle herausquellen.

Der »Nistplatz« wird vielleicht auch mit anderen Vorteilen aufwarten. So liegt er in der Nähe hilfreicher mütterlicher Blutgefäße, die Zugang zur Nahrung bieten.

Um den siebten Tag herum beginnen die neugeschlüpften Zellen sich einzunisten, indem sie sich in die Uteruswand eingraben. Da sich die einnistenden Zellen genetisch von denen der Mutter unterscheiden, hat man lange gerätselt, warum sie nicht abgestoßen werden, wie dies beispielsweise bei einem Transplantat der Fall wäre. Sogar körperfremde Spendereier werden angenommen. Die Antwort lautet, daß die Zellkugel ihre genetischen Marker unterdrückt und statt dessen besondere Signale aussendet, die sich mit einem universalen Kennwort vergleichen lassen. Das Kennwort ist bei allen Menschen dasselbe – es entspricht also auch dem der mütterlichen Zellen, als die Mutter selbst erst eine Zellkugel war. Ihre Zellen mobilisieren nun keine Abwehrkräfte gegen die Neuankömmlinge, weil sie die sich einnistende Kugel biologisch nicht als Feind betrachten, sondern als universalen Freund erkennen.

Die Gebärmutter nimmt den freundlichen Eindringling auf. Die sich einnistenden Zellen entwickeln bald eine Art Triebe – die feinen *Villi*. Sie helfen, Nährstoffe aus dem Blutkreislauf der Mutter zu absorbieren, genau wie eine Pflanze über ihre Wurzeln Nahrung aus dem Boden aufnimmt. Neben der Nahrungsaufnahme dienen sie dazu, die Zellen sicher zu verankern.

Am Ende der ersten Woche heilen die überfallenen mütterlichen Gewebe und bedecken die eingenisteten Zellen sogar mit einer Kapsel, die ihnen zusätzlichen Schutz und Verankerung bietet. Innerhalb der undurchsichtigen Wände dieser Kapsel wird eine spektakuläre Metamorphose stattfinden. Bald verwandelt sich die Zellkugel, die mit jeder Stunde größer wird und sich verändert, in einen eindeutig menschlichen Embryo mit Kopf und Rumpf, Armen und Beinen und sogar bereits Fingern und Zehen.

Einnistung
Der freundliche Eindringling setzt sich unter einer schützenden Kuppel aus mütterlichem Gewebe in der Uteruswand fest.

Die erste Woche

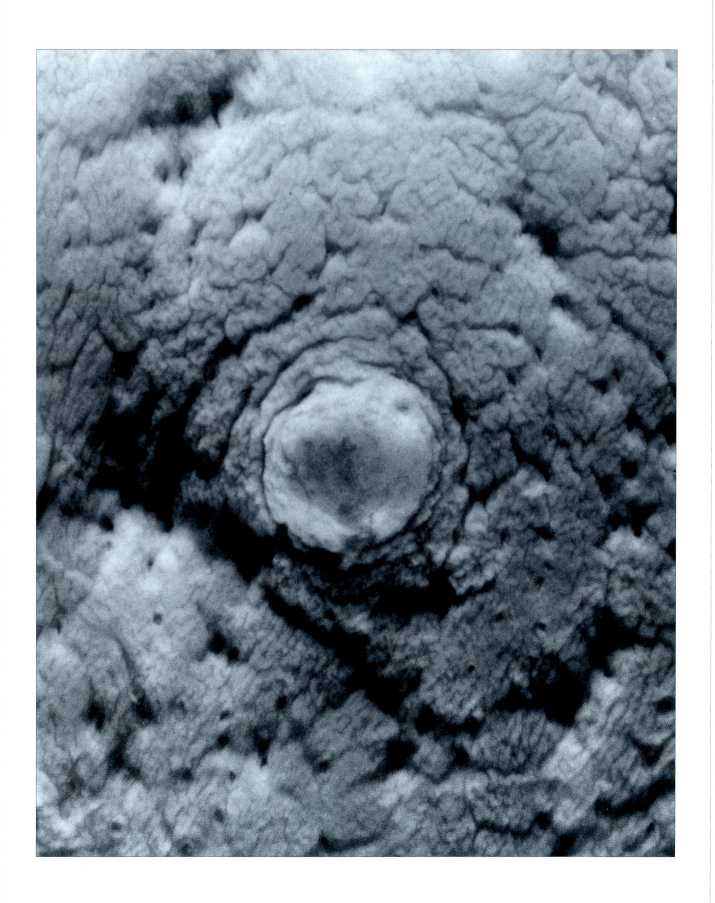

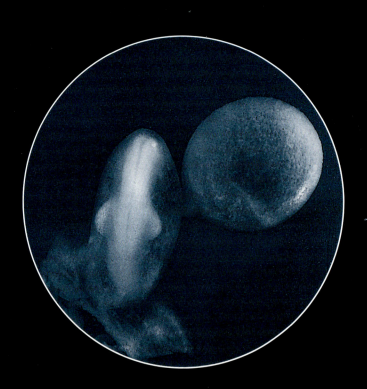

Lebensgröße

In diesem ersten Monat vollzieht sich eine wunderbare Umwandlung, die größte im Leben überhaupt. Aus Hunderten von Zellen werden viele Tausende, und zusammen sind sie zehntausendmal größer als die ursprüngliche Zellkugel.

Der erste Monat

.... keiner, der sich mit der menschlichen Entwicklung befaßt, kann sich dem Gefühl des Staunens und der Freude entziehen.
LEWIS WOLPERT: *The Triumph of the Embryo*

Ein winziger Körper
Mit vier Wochen: ein großer Kopf, ein gekrümmter Rücken und Armknospen. In seinem »Ballon« werden die Blutzellen hergestellt.

Kaum faßbar dabei ist, daß sich diese Myriaden von Zellen selbst zu einem menschlichen Körper formieren, dessen äußerst spezialisierten Bestandteile bereits im Ansatz vorhanden sind. Alle befinden sich an der richtigen Stelle, und einige üben bereits eigene Funktionen aus.

In der vierten Woche beginnt das rudimentäre Herz regelmäßig zu schlagen und pumpt die kleine Menge neu gebildeten Blutes durch die winzigen Blutgefäße; das rudimentäre Gehirn zeigt bereits menschliche Anlagen; die Nieren bereiten sich darauf vor, kleine Tropfen Urin zu produzieren; die Armknospen entstehen, gefolgt von den Beinknospen, und im nächsten Monat werden sich die Gliedmaßen bereits bewegen. Während dieser Zeit bildet sich auch das Gesicht aus und zeigt schon die Ansätze von Augen, Ohren, Nase und Mund. Alles ist noch sehr klein und primitiv. Selbst nach der starken Größenzunahme am Ende dieses Monats ist der ganze Körper erst etwa sechs Millimeter groß, wie oben links auf der vorangegangenen Seite abgebildet.

Aus dem Zellhaufen ist ein Embryo geworden. Wenn wir den Prozeß des Körperaufbaus unter dem Mikroskop beobachten könnten, würden wir einen wimmelnden Zellverkehr sehen. Große Zellgruppen strömen umher, sie erreichen ihre verschiedenen Ziele und häufen sich aufeinander; sie bilden Falten und Faltungen, sie formen Organe und Körperteile; die Zellen teilen sich weiter und vergrößern ihre Zahl, sie nehmen neue Formen an und spezialisieren sich auf ihre Funktion als Gehirn, Herz, Leber, Lunge, Arm oder Auge. Es wird eine Vielzahl verschiedener Zellarten für die organischen und funktionalen Teile des Babys benötigt. Und noch mehr: Das Baby braucht sein eigenes Lebenserhaltungssystem in der Gebärmutter, wozu Plazenta und Nabelschnur gehören. Einige Gruppen der umherwimmelnden Zellen widmen sich auch dieser Aufgabe.

Die Formierung des Körpers begann schon in der allerersten Woche, als sich die Zellen des sich einnistenden Zellhaufens in embryonale und lebenserhaltende Zellen aufteilten. In der zweiten Woche, wenn es bereits sehr viel mehr Zellen sind, strömen Massen von embryonalen Zellen umher, um schließlich drei Schichten zu bilden. Eine wird zu Gehirn, Rückenmark, Nerven und Haut; aus der zweiten bilden sich das Verdauungssystem sowie

Der erste Monat

Leber und Bauchspeicheldrüse; die dritte Schicht wird zu Herz, Blutgefäßen, Muskeln und Skelett. Es herrscht also ein buntes Treiben, das jedoch gleichzeitig so geordnet abläuft, daß wir – bis auf den jeweiligen individuellen Spielraum – für fast jeden Tag ein Entwicklungstagebuch erstellen können.

Etwa am 9. Tag ordnen sich die Zellschichten zum embryonischen Schild an, das aufgrund seiner besonderen Form unter dem Mikroskop so bezeichnet wird. Am breiten oberen Ende wird sich der Kopf des Embryos, an der schmalen unteren Spitze der untere Teil des Körpers befinden. Innerhalb dieses Schildes sammeln sich Zellen in einer zentralen Geraden an, die die Mittellinie des Körpers markiert. Über die Gesamtlänge dieser Geraden kommen immer mehr Zellen zusammen, bis genug vorhanden sind, um sich umzufalten und eine Röhre zu bilden. Dies ist der Beginn des so überaus wichtigen Neuralrohrs, das die Grundlage von Gehirn und Nervensystem bildet. Von hier aus bauen sich Zellen weiter zu den beiden Lappen des Gehirns auf, das über einen Entwicklungsvorsprung verfügt. Aus diesem Grund wird der Embryo einen auffallend großen Kopf haben und das Gehirn die meiste Zeit zur Entwicklung erhalten. Während sich die Anlage für das Gehirn in der dritten Woche weiter entwickelt, wächst der Körper. Er ist so zart und transparent, daß die Grundlage für Neuralrohr und Rückenmark klar sichtbar ist.

Diese zarten Gewebe müssen von einer schützenden Flüssigkeit umgeben sein, und die begleitenden Zellen des Lebenserhaltungssystems sorgen dafür. In

Schildoberseite — *Neuralrohr* — *Hirnanlage*

Schildunterseite

Zweite Woche
Im embryonischen Schild legen Zellen fest, wo sich Kopf und Unterleib befinden werden.

Dritte Woche
Die Weiterentwicklung für Körper, Neuralrohr und Hirnanlage.

der vierten Woche haben sie eine Membran gebildet, die den Embryo wie eine mit Flüssigkeit gefüllte Blase umgibt. Der Zellhaufen ist zu dem winzigen Wesen auf Seite 36 geworden. Es verfügt über knospende Ärmchen, einen zart gekrümmten Rücken und einen großen, nach vorn geneigten Kopf.

Der winzige Embryo braucht einen eigenen Blutkreislauf, um alle Winkel des rasch wachsenden Zellterritoriums mit Nährstoffen und Sauerstoff zu versorgen. Der Embryo ist keine Maschine, die zuerst hergestellt und dann angeschaltet wird. Er ist von Anfang an ein funktionierender Organismus, der jeden Tag gleichzeitig zum Überleben und dazu in der Lage sein muß, die Anforderungen der Erweiterung seines Systems zu erfüllen. Daher hat sich etwa am 13. Tag, etliche Zeit bevor der Kreislauf überhaupt gebraucht wird, eine Gruppe von Zellen an die Stelle bewegt, an der sich später die Brust befinden wird. Diese Zellen haben sich zu einer U-förmigen Röhre entwickelt, die das Herz bilden wird. Gleichzeitig haben andere Zellen begonnen, einen Kreislauf aus röhrenförmigen Gefäßen zu formieren, die sich durch den gesamten Körper hinziehen. In perfekter Koordination hat die Produktion von Blutzellen eingesetzt, die diese Gefäße einmal füllen werden. In nur acht oder neun Tagen, etwa am 21. oder 22. Tag, beginnt die primitive Herzröhre zu zucken, und um den 25. Tag herum ist das Herz in Schwung gekommen und schlägt nun ein Leben lang regelmäßig. Wenn das Herz zu schlagen beginnt, ist das eigene Blut des Embryos fertig und strömt herein. In der vierten Woche wird es durch den neuen Kreislauf von Blutgefäßen gepumpt und reist innerhalb des sich entwickelnden Körpers umher, um Nährstoffe und Sauerstoff zu liefern und Abfallstoffe von allen arbeitenden Zellen abzutransportieren.

Die Nahrungsquelle für den Embryo ist der Blutkreislauf der Mutter. Der Embryo bekommt alles, was er braucht, weil sich einige Zellen des ursprünglichen Zellhaufens nach außen bewegt haben, um Versorgungslinien für das komplexe Lebenserhaltungssystem des neuen Lebens zu schaffen. Die wurzelartigen Villi der ersten Woche haben sich zu einem verzweigten Netz entwickelt, das in der Gebärmutterwand eingebettet ist. Die Villi können für die unmittelbaren Ansprüche des Embryos ausreichende Nahrung heranholen. Doch bald braucht der Embryo mehr Nahrung, und die Villi werden allmählich von einem viel komplexeren Versorgungssystem aufgenommen, das sich in den nächsten beiden Monaten entwickeln wird. Zu diesem Zeitpunkt ist das Versorgungssystem größer und wiegt mehr als der Embryo. Die verbindende Nabelschnur, deren Ansätze sich in der dritten Woche bilden, wird einen wesentlichen Teil der Versorgungslinien darstellen. Sie ist noch primitiv, aber doch ein recht guter Kanal für den bescheidenen Kreislauf des Blutes, das von dem nun schlagenden Herzen des Embryos durch seinen Körper gepumpt wird.

Die Entwicklung ist so vorausschauend, daß mit der Bildung des Embryos bereits für die nächste Generation gesorgt wird. Die Zellen, die die Ei- oder Samenzellen für diesen neuen Menschen ausbilden werden, differenzieren sich zu diesem Zeitpunkt und wandern zu den Fortpflanzungsorganen, die sich nun entwickeln.

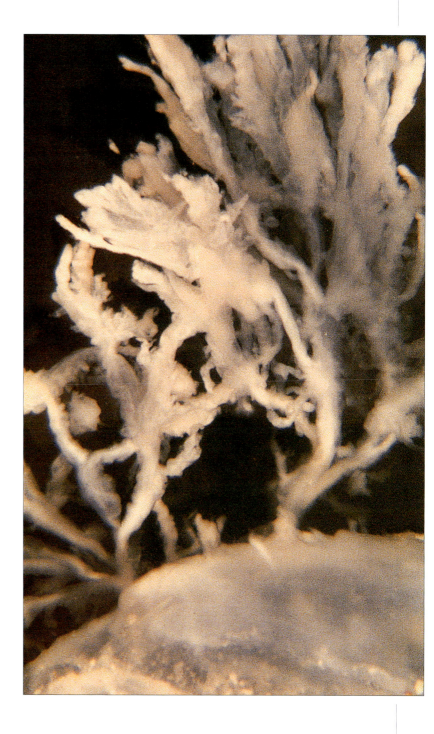

Verzweigte Villi, feinen Wurzeln ähnlich, führen dem Embryo Nahrung zu. Hier in 17facher Vergrößerung.

Wie ist eine so weitreichende Organisation möglich? Was bringt die Zellen dazu, sich so zu verhalten, als ob sie wüßten, wohin es geht, was ihre Aufgabe sein wird, was sie tun müssen, wenn sie an ihrem Ziel angelangt sind, und wie sie in solcher Harmonie mit den anderen Zellen zusammenwirken können? Diese großen Fragen führen uns in die Welt der fast unendlich kleinen Moleküle innerhalb dieser Zellen, vorwiegend jene, die die Gene und das genetische Programm bilden. Seit Beginn der Molekularbiologie ist es uns heute zum ersten Mal möglich, einige dieser Prozesse aufzudecken und zu beschreiben. »Das Buch des Lebens wurde, wie es scheint, plötzlich aufgeschlagen...«, auch wenn es bisher nur einige faszinierende Seiten sind und wir die Gesamtzusammenhänge noch nicht kennen.

Offensichtlich arbeiten die Zellen so gut zusammen, weil zwischen ihnen ein ständiger molekularer Dialog abläuft und sie die ihnen innewohnenden genetischen Anweisungen entsprechend anpassen. Diese Anweisungen sind in den Genen in Form des sogenannten genetischen Codes enthalten und werden durch die Anordnung der Moleküle buchstabiert, ganz so, als handelte es sich um die Buchstaben eines besonderen Alphabets. Das genetische Programm für das Baby, das mit diesem Code buchstabiert wird, wurde schon am allerersten Tag der Vereinigung der elterlichen Zellen festgelegt. Von diesem Augenblick an entstand bei jeder Zellteilung, die zu zwei neuen Zellen führte, eine exakte Kopie sämtlicher Gene, die an jede neue Zelle weitergegeben wurde. Aus diesem Grund enthält jede Körperzelle genau dieselben Gene und damit das gesamte genetische Programm.

Wäre das Programm unablässig aktiv, würde jede Zelle weiterhin Klone ihrer selbst herstellen, alle mit demselben Ziel und derselben Funktion. Das, was die große Vielfalt der produzierten Zellen und ihre Verbreitung an all den verschiedenen Zielorten ausmacht, ist die Tatsache, daß Gene sich aus- und anschalten können. Nicht alle sind die ganze Zeit über aktiv. Dies ist eine Reaktion auf Signale von anderen Zellen, während sie sich alle dem komplizierten Entwicklungsprogramm unterwerfen.

Diese Vorgänge kann man sich in etwa so vorstellen: Bei den Zellen handelt es sich um eine große Gruppe von Mitwirkenden, die mit einem schwierigen Aufbau beschäftigt sind, für den eine enge Zusammenarbeit notwendig ist. Jede Zelle kennt den groben Bauplan, jede gibt Signale und reagiert auf die Signale von anderen; auf diese Weise integrieren sich alle Beteiligten in das Gesamtprojekt. Die Zellen des Embryos arbeiten auf vergleichbare Weise in kameradschaftlicher Übereinstimmung, wobei die Gene je nach Bedarf und Aufgabe »an«- und »ausgeschaltet« werden.

Bei der Festlegung des Gesamtprogramms scheint es eine Funktionshierarchie innerhalb der Gene zu geben. Ganz oben in der Hierarchie existieren einige ganz erstaunliche Gene, denen man den Namen *Homeobox* oder kurz *Hox* gegeben hat. Die sogenannten Hox-Gene enthalten Regionen, die als *Homeodomänen* bezeichnet werden. Der wunderbare und überraschende Aspekt dieser Gendomänen besteht in der Tatsache, daß sie uns mit anderen Lebensformen, mit anderen Tieren und sogar Pflanzen gemein sind. Diese Homeodomänen werden als »bewahrte« genetische Informationen angesehen, die intakt nicht nur von den Eltern auf das Kind, sondern über Milliarden von Evolutionsjahren auch von einer Lebensform auf die andere übertragen wurden. Wir tragen also alle diese geschichtliche Aufzeichnung in uns, und auf diese Weise ist das ganze Leben auf unserer Erde tatsächlich miteinander verwandt.

Man geht davon aus, daß die Homeodomänen eine fundamentale Rolle im gesamten architektonischen Plan spielen und alle Zellen über diese kodierten Informationen verfügen: Es beginnt mit einer Zelle, dann entsteht eine Gruppe von Zellen – der Kopf kommt an diese Stelle, der untere

46 Chromosomen
Das genetische Programm für ein Baby ist in diesen Chromosomen-Fäden verpackt. Jede neue Zelle enthält exakte Kopien aller 46 Chromosomen.

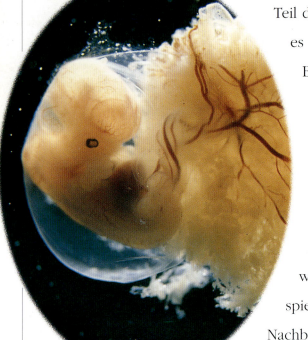

Der Embryo, umgeben von den filigranen Villi. Zellgemeinschaften haben all seine lebenswichtigen Teile gebildet.

Teil des Körpers an jene und so weiter. Man glaubt auch, daß es weitere bewahrte Gene für anderes »Know-how« gibt, zum Beispiel dafür, wie ein Auge gebildet wird.

Wenn sich eine Zelle einem bestimmten Ort und einer bestimmten Funktion widmet, wird ihre Identität weiter durch die ständige Kommunikation mit der umliegenden Zellenschar geformt. Dadurch, daß Zellen beispielsweise potentielle Seh- oder Hirnzellen oder Bestandteile des kleinen Fußzehs sind, wird die Spezialisierung jeder Zelle weiter verfeinert, so daß sie ihre Rolle in dieser Gemeinschaft spielen kann. Der Empfang gemeinsamer Botschaften von Nachbarzellen ist so wichtig, daß eine Zelle stirbt, wenn sie sich nicht inmitten einer ausreichend großen Gruppe verwandter Zellen befindet. Auf diese Weise können Fehler korrigiert werden. Fehlgeleitete Zellen überleben normalerweise nicht, während diejenigen, die an ihrer richtigen Adresse landen, in ihrer Identität gestärkt werden.

Die wimmelnde Aktivität der Zellen setzt sich noch über das Ende des ersten Monats hinaus fort. Der Embryo braucht noch weitere drei Wochen, bis sein Körper ausgebildet ist. Die Entwicklung verläuft sehr rasch. Um den 24. Tag herum verfügt der Embryo noch nicht über sichtbare Arme, doch innerhalb von zwei Tagen, etwa am 26. Tag, erscheinen die Arme als kleine Knospen an der Körperseite. Die knospenden Beinchen folgen ein paar Tage später. Im nächsten Monat wird der Embryo seine ersten Bewegungen machen.

Der nächste Monat liegt vor ihm. Der Embryo, hier von hinten betrachtet, wird sich bald selbst bewegen können.

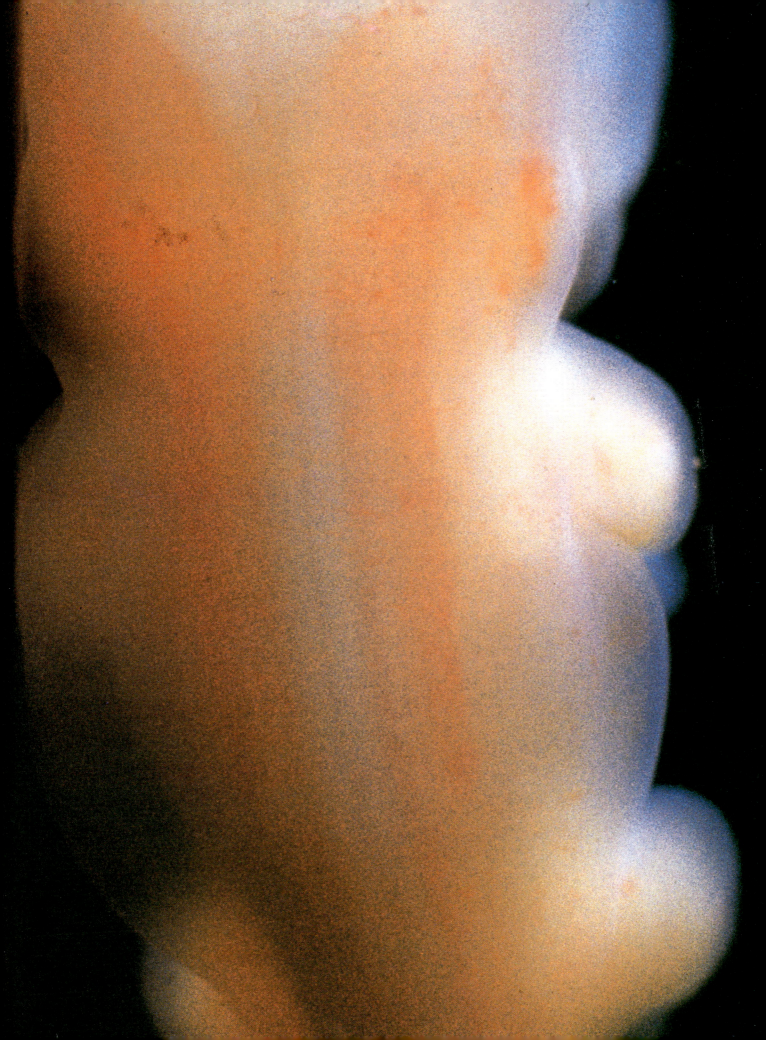

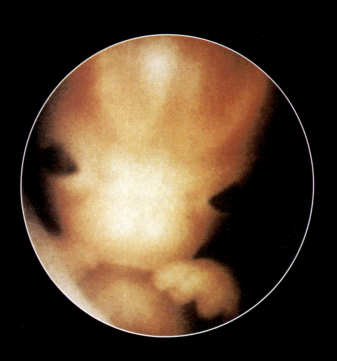

Lebensgröße

Ein sanftes Gesicht mit offenen Augen begrüßt uns in der siebten Woche, fotografiert von einer Miniaturkamera, die in die Gebärmutter schaut. Die Hände des Embryos berühren sein Gesicht mit Stummelfingern; im Profil ist die kleine stumpfe Nase sichtbar; die hohe Stirn weist auf das beachtliche Gehirn hin.

Der zweite Monat

... eine Zelle, deren Nachkommenschaft das menschliche Gehirn bildet. Schon die Existenz einer solchen Zelle sollte als eines der großen Wunder dieser Erde gelten.
LEWIS THOMAS

Ein sanftes Gesicht, in der siebten Woche im Uterus fotografiert.

In den ersten drei Wochen dieses Monats wird der rudimentäre Körper vollendet. Der einfache Embryo entwickelt sich zu einem winzigen Baby, das nur etwa 2,5 Zentimeter groß und so leicht und zart ist, daß es nicht mehr als eine Erdnuß wiegt.

Dennoch weist dieses winzige Wesen im Alter von sieben Wochen im kleinen die Anlagen für alle Organe und Strukturen auf, die der zukünftige Erwachsene braucht. Es ist für alles gesorgt: Im Kiefer sind Zähne angelegt, auf der Zunge befinden sich Geschmacksknospen, an den Fingern die Nagelbetten, und Geschlechts- und Fortpflanzungsorgane sind angelegt. Danach wird es hauptsächlich zu einer starken Größen- und Gewichtszunahme kommen, zu einer Veränderung der Proportionen und vielen Verfeinerungen in Struktur und Funktion. Doch schon bevor der primitive Körper fertig ist, übernimmt er immer mehr Funktionen: Das Gehirn beginnt, meßbare Impulse zu produzieren, die Nieren scheiden Spuren von Abfallstoffen und Urin aus, die Leber übernimmt die Bildung der Blutzellen, der Magen stellt Verdauungssäfte her, und das Herz pumpt kräftig und schlägt etwa achtzig-

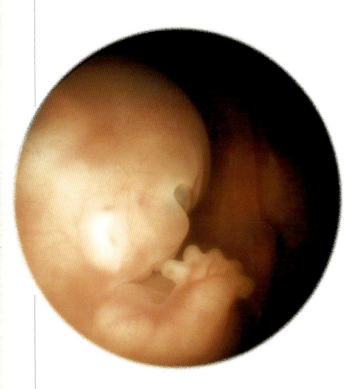

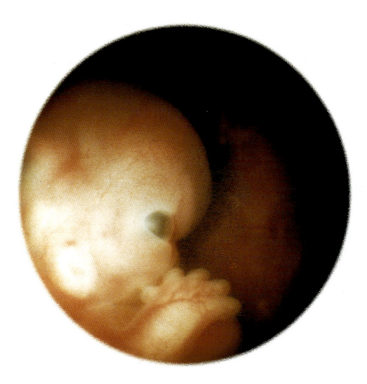

Der Embryo
schwebt im Fruchtwasser, hier durch die kreisförmige Blende einer endoskopischen Kamera gesehen.

2,5 Zentimeter mißt der Embryo
im Sitzen. Seine Augen sind nicht fertig. Die Plazenta befindet sich im Hintergrund (gegenüber).

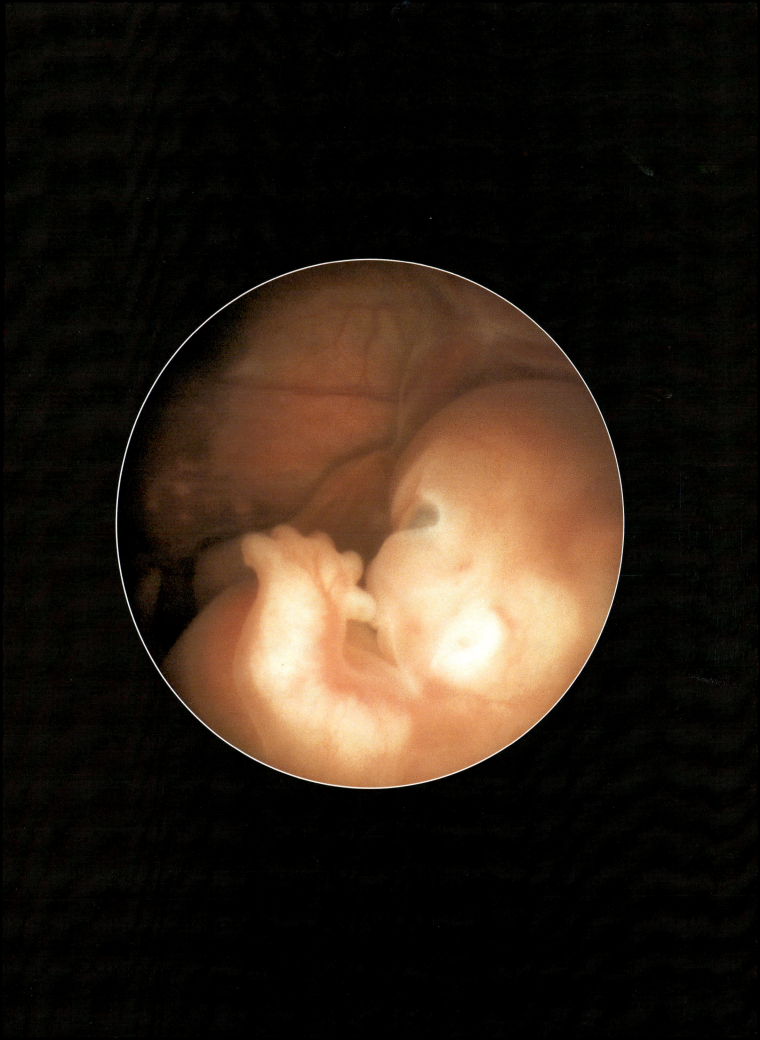

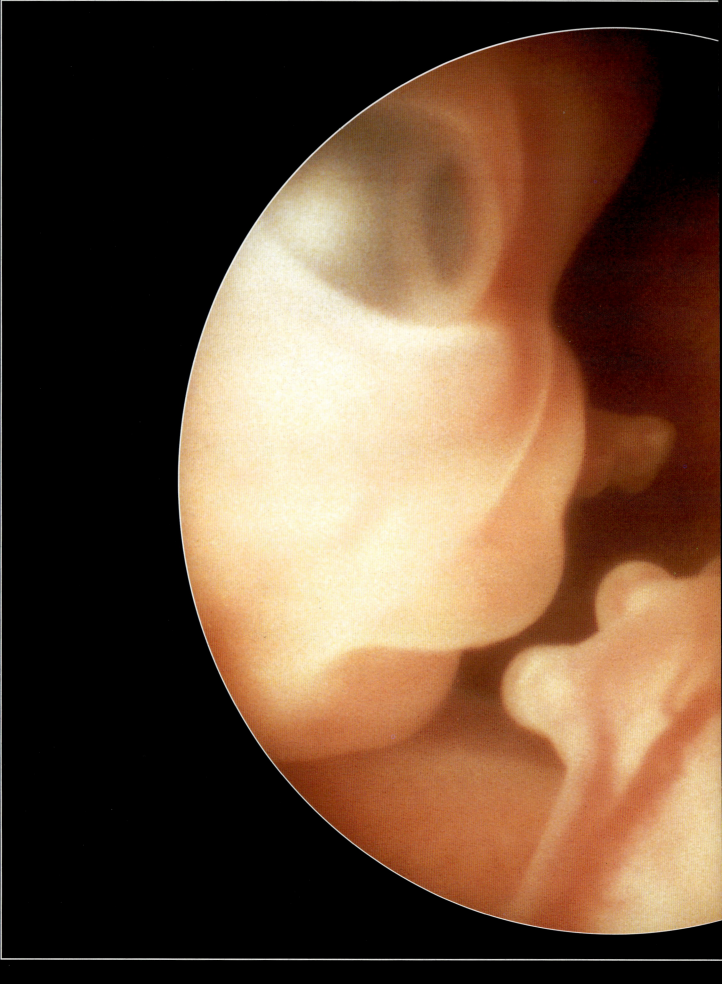

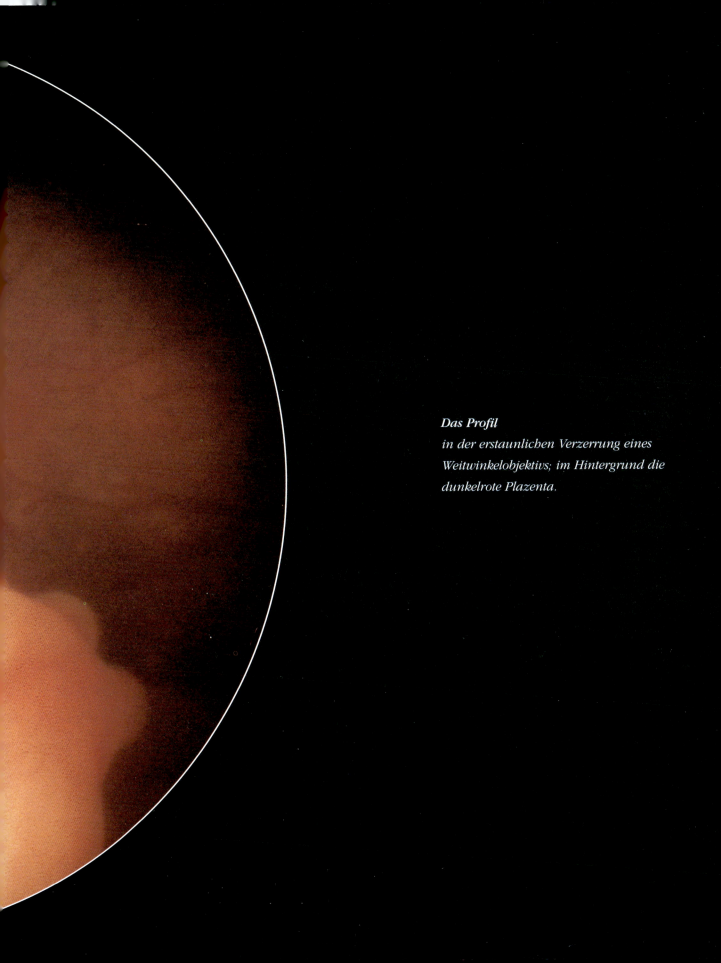

Das Profil
in der erstaunlichen Verzerrung eines
Weitwinkelobjektivs; im Hintergrund die
dunkelrote Plazenta.

mal pro Minute. Bei diesen Funktionen handelt es sich nicht um einen Probelauf; vielmehr erhalten sie den Embryo von Tag zu Tag am Leben.

Wenn der Embryo beginnt, sich zu bewegen, sieht er eindeutig lebendig aus. Die erste Andeutung von Aktivität ist ein gelegentliches Spiel der Muskeln, das sich durch den ganzen Körper zieht, sowie eine kaum wahrnehmbare Beugung zur Seite, wenn der Embryo etwa fünf Wochen alt ist. All dies geschieht wahrscheinlich, weil sich zu dieser Zeit die Nervenkanäle und Muskeln miteinander verbinden.

Das Bewegungsrepertoire wird in den nächsten beiden Wochen vielfältiger. Der Embryo beugt sich langsam und anmutig, er streckt die Arme und Beine, dreht den Kopf hin und her, schwingt den ganzen Körper vor und zurück und räkelt sich bisweilen von Kopf bis Fuß. Gelegentlich streckt er ruckartig die Arme und Beine aus, so wie man es von Neugeborenen kennt.

Die Handpaddel zeigen zu Beginn dieses Monats bereits Fingeransätze.

Die Bewegungen dienen nicht nur der Übung. Sie sind wichtig für die gesunde Entwicklung der Muskeln und Gelenke. Doch wenn der Embryo noch so klein ist, kann die Mutter diese Aktivitäten nicht wahrnehmen. Wir kennen sie so detailliert erst seit der Durchführung von Ultraschallstudien. Die Entwicklung der Bewegung läuft genauso geordnet wie der Aufbau des Körpers ab. Wie bei der strukturellen Entwicklung des Körpers entfalten sich die vorgeburtlichen Bewegungen in einer bestimmten Reihenfolge, und jede Bewegung hat ein bestimmtes Muster. Abfolge und Form der Bewegungen sind von vornherein festgelegt und entstammen demselben genetischen Programm, das zuvor die Bildung des Körpers gelenkt hat. Da Bewegungen ebenso wie der Körper eine

DER ZWEITE MONAT

erkennbare Gestalt besitzen, kann man bei einem Ultraschallbild sagen: »Hier ist ein Arm« und »hier ist ein Arm, der sich auf und ab bewegt«.

Man kann eine Bewegung nur beobachten, wenn man den Embryo zufällig dabei sieht. Anders als die körperliche Entwicklung sind Bewegungen flüchtige Ereignisse. Daher läßt sich der Beginn jeder neuen Aktivität nur auf die ungefähre Woche und nicht auf den Tag genau festlegen. Möglicherweise ist der Zeitplan der Verhaltensentwicklung auch nicht so reglementiert, wie es der der körperlichen Entwicklung war und in diesem Monat auch noch ist.

Aus dem Tagebuch der körperlichen Entwicklung wissen wir, daß das Gehirn des Embryos zu Anfang des Monats schnelle Fortschritte macht. Innerhalb von nur zwei Tagen, zwischen dem 31. und dem 33. Tag, ver-

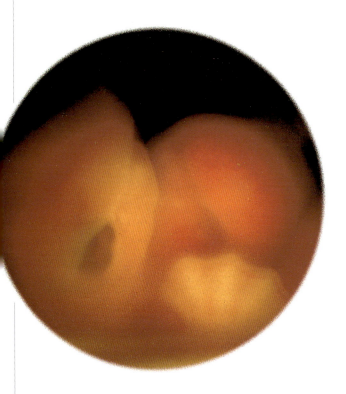

Die Fingerwülste
wachsen von Tag zu Tag; die Arme reichen noch nicht über das schlagende Herz hinaus.

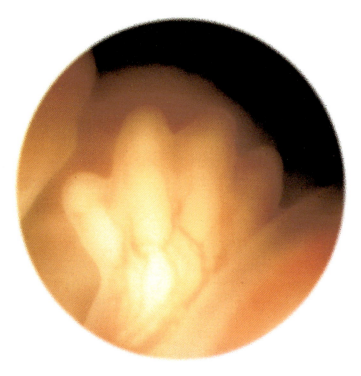

Finger und Daumen
entwickeln sich mit sechs Wochen. Der Embryo beginnt sich zu regen und wird bald seine Arme bewegen.

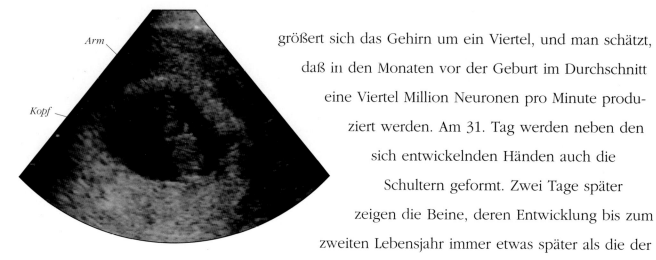

Ein Arm bewegt sich und ist auf dem Ultraschallbild aus der siebten Woche zu erkennen.

größert sich das Gehirn um ein Viertel, und man schätzt, daß in den Monaten vor der Geburt im Durchschnitt eine Viertel Million Neuronen pro Minute produziert werden. Am 31. Tag werden neben den sich entwickelnden Händen auch die Schultern geformt. Zwei Tage später zeigen die Beine, deren Entwicklung bis zum zweiten Lebensjahr immer etwas später als die der Arme erfolgt, die zukünftigen Oberschenkel-, Waden- und Fußregionen, während die Handpaddel bereits ausgeprägte Wülste für Finger und Daumen aufweisen. Zur selben Zeit wird auch die Netzhaut des Auges pigmentiert. Die noch höchst unfertigen Augen sind immer offen; ihre Lider entstehen erst am Ende dieses Monats. Etwa am 33. Tag entwickeln sich um die Nasenlöcher herum erhabene Ränder, aus denen sich die Nase bilden wird. Vier Tage später, etwa am 37. Tag, zeigt sich die Nasenspitze zum ersten Mal im Profil. Sie weist schon Nasenlöcher auf und zwei getrennte Kanäle für die zukünftige Luftaufnahme.

Während sich der rasche Aufbau des Körpers fortsetzt, geht es auch mit der wimmelnden Zellaktivität weiter. In dieser Zeit sind die überaus aktiven Zellen besonders verletzlich. Einige Aktivitäten der Mutter haben Auswirkungen auf das neue Leben in ihrem Innern. Wir kennen den Ablauf dieser vielfältigen, differenzierten Möglichkeiten nicht genau, uns sind jedoch einige einfache Tatsachen bekannt – beispielsweise daß der Embryo an dem, was die Mutter ißt und trinkt, teilhat und auch den Zigarettenrauch aufnimmt, den sie möglicherweise einatmet. Alkohol erreicht den Embryo schnell und in derselben Konzentration, wie er im Blut der Mutter vorhanden ist. Nikotin und Kohlenmonoxid (die beide in Zigarettenrauch vorkommen), Koffein, die meisten Medikamente und Gase sowie Virusinfektionen können alle zu ihm gelangen. Es wird angenommen, daß die Neigung der Mutter zu Müdigkeit und ein gewisser Mangel an Unternehmungslust in diesen ersten Wochen sowie die Abneigung gegenüber manchen Nahrungsmitteln oder das starke Verlangen nach bestimmten Gerichten eine natürliche Schutzwirkung für den Embryo darstellen könnten.

Mitte des zweiten Monats hat sich der Embryo stark weiterentwickelt. Details werden ausgefüllt. Der Mund weist nun Lippen und die Ansätze einer Zunge sowie des Ober- und Unterkiefers auf – mitsamt den Knospen für alle zwanzig Milchzähne. In den Augen entstehen die Tränengänge. Die beiden Ohren haben sich gemeinsam entwickelt und ihre Form entsprechend dem Familienmuster angenommen. Manche Embryos besitzen größere Ohren als andere, einige haben hervorstehende Ohrläppchen, andere fast gar keine. Die Finger sind länger geworden, und Ende des zweiten Monats werden sie die feinen Rillen der Fingerabdrücke aufweisen – das heißt den »Stempel« der Einzigartigkeit dieses Menschen.

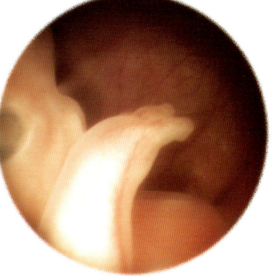

Die Stupsnase zeigt sich im Profil. Mit seinen nun längeren Armen kann der Embryo sie erreichen.

Während sich diese Einzelheiten entwickeln, nimmt der Embryo insgesamt an Größe und Gewicht zu. Die Nabelschnur wird fähig, zunehmend mehr Nahrung für das Wachstum zu transportieren. Das fertige Skelett mit all seinen komplizierten Gelenken und Verbindungen verhärtet sich. Die ersten Knochenmarkzellen erscheinen etwa am 49. Tag. Und diesem Tag kommt eine besondere Bedeutung zu.

Der 49. Tag wurde als Abschlußtag der wissenschaftlich aufgezeichneten, tagtäglichen Entwicklung gewählt. An diesem Tag ist der Embryo sieben Wochen alt und damit vollständig. Die kreative Zeit der schnellen Zellteilung und -differenzierung, der strömenden Wanderungen, der Gründung neuer

EIN KIND KOMMT IN DIE WELT

▷ *Eine mutige Hand begegnet der Kamera. Die Finger weisen hervorstehende Tastkissen auf; die Nabelschnur ist links daneben.*

Zellgemeinschaften und -spezialisierungen ist an ihrem Ende angelangt, wenn sich die Grundlagen und Voraussetzungen für alle funktionierenden Körperteile an Ort und Stelle befinden. Von diesem Zeitpunkt an machen sich im zeitlichen Ablauf immer stärkere individuelle Unterschiede bemerkbar, und die Entwicklung des Körpers läßt sich nicht mehr so genau nach einzelnen Tagen einteilen. Alle Körper- und Verhaltensentwicklungen werden von nun an in Wochen und nicht mehr in Tagen gezählt.

Der Embryo entwächst seinem Namen und wird jetzt als Fötus bezeichnet, was im Lateinischen so viel wie »Nachkomme« oder »Junges« bedeutet. In diesem Buch wird es von nun an auch Baby genannt.

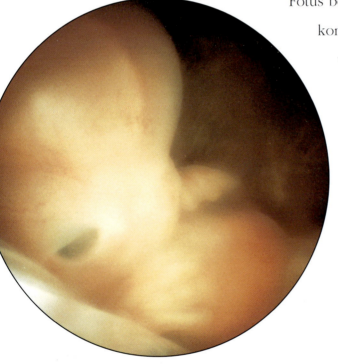

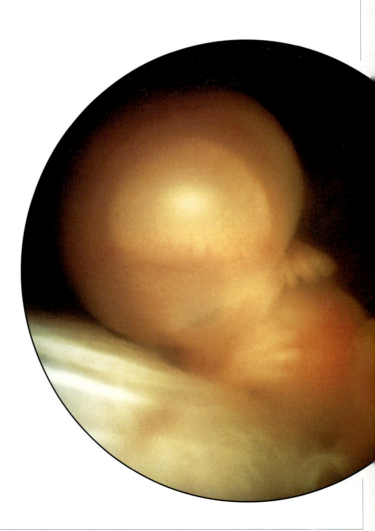

Ein neuer Name
Gegen Ende des zweiten Monats wird der Embryo zum Fötus. Hier schmiegt er sich in die Falten der Fruchtblase.

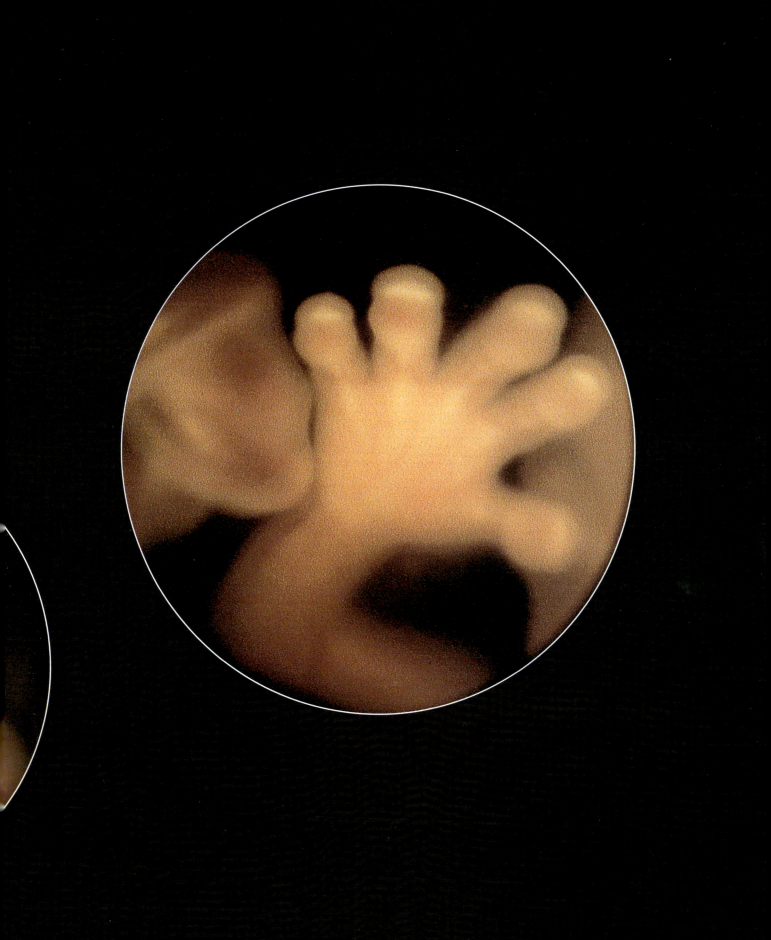

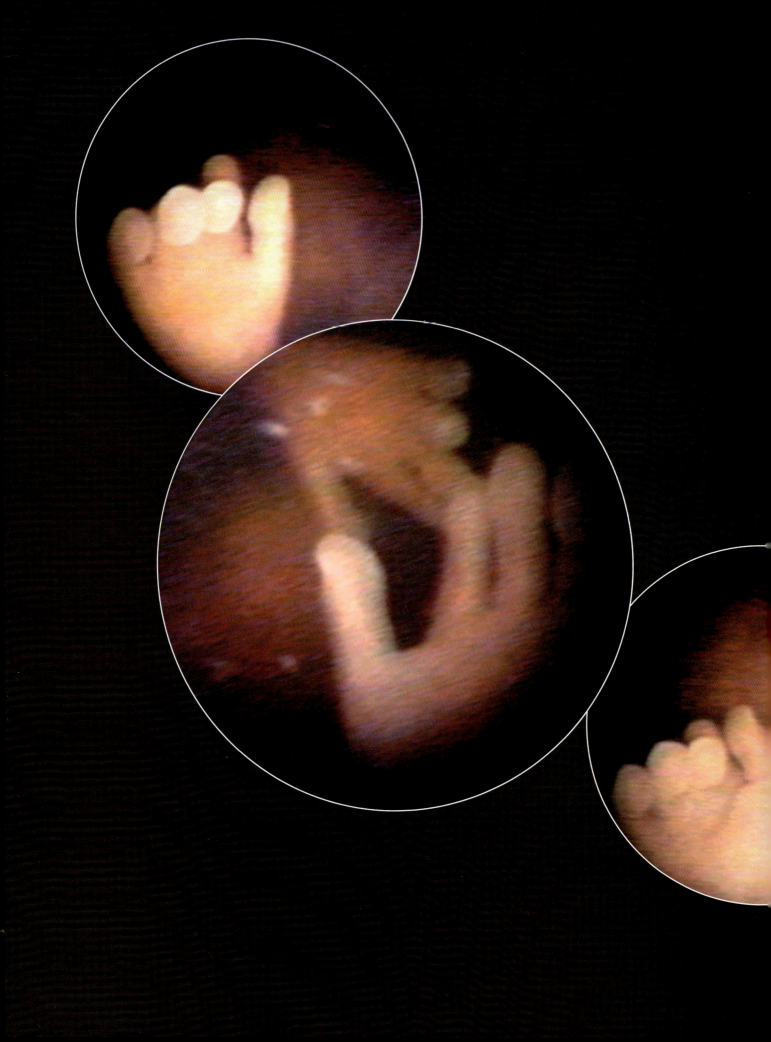

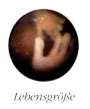
Lebensgröße

In diesem Monat wird das Baby sehr lebhaft. Die es umgebende Flüssigkeit verleiht dem winzigen Wesen die Freiheit, sich leicht und schwebend zu bewegen und dabei mit seiner Akrobatik jedes Neugeborene zu übertreffen.

Der dritte Monat

Die Kollision umherwandernder Sporen
brachte Augen zum Knospen, Finger zum Anschwellen
aus dem Licht heraus, und jetzt läuft es
auf dem Wasser und ist ein Wunder.
ANTHONY THWAITE: *To My Unborn Child*

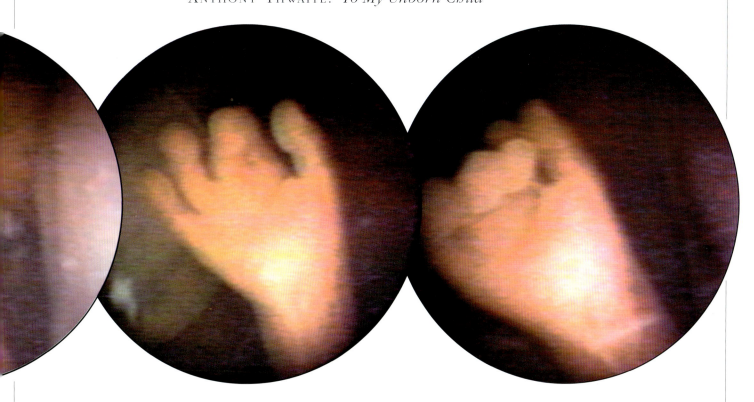

Zierliche Hände: *Finger öffnen und schließen sich in einer Videosequenz.*

Das Baby kann sich jetzt vom Bauch auf den Rücken und elegant rundherum drehen, und von Zeit zu Zeit schlägt es einen Purzelbaum – vorwärts oder rückwärts. Manchmal wiegt es sich auch nur seitwärts hin und her, unternimmt leichte, schreitende Bewegungen und breitet seine Arme ganz weit aus. Hin und wieder streckt es den ganzen Körper und gähnt dabei. Ein andermal scheint es einen tiefen Seufzer auszustoßen. Hin und wieder vollführen Brust und Bauch kurze Bewegungen wie beim Atmen. Häufig hat das Baby Schluckauf, zuckt plötzlich am ganzen Körper zusammen und berührt oft sein empfindsames Gesicht. Es lutscht vielleicht manchmal auch schon am Daumen oder an den Fingern; regelmäßig trinkt es einige Schlucke Fruchtwasser und uriniert in sein Bad, das ständig durch neue Flüssigkeit aufgefrischt wird.

In diesem Monat beginnt es nicht nur, sich wie ein Neugeborenes zu verhalten, sondern erinnert auch schon stärker an ein Neugeborenes in Miniatur, das noch sehr dünn ist und im Sitzen nur eine Höhe von etwa sieben bis acht Zentimetern erreicht. Obwohl sich das Erdnußgewicht des letzten Monats etwa verzehnfacht hat, wiegt es doch kaum mehr als etwa dreißig Gramm. Das Baby ist noch so klein und schwach, daß seine Mutter das Hin und Her in ihrem Innern nicht wahrnehmen kann. Dennoch erreichen seine Bewegungen in der geheimnisvollen Abgeschiedenheit des Mutterleibs in ihrer Häufigkeit einen Höhepunkt. In der großen Vielfalt aus schnellen und langsamen, kleinen und großen Bewegungen tritt selten eine Pause von mehr als fünf Minuten ein, und zum Schlafen kommt es erst mit zunehmender Reife. Das Baby befindet sich ebenso oft in vertikaler wie in horizontaler Stellung und ändert seine Position vielleicht zwanzigmal pro Stunde, auch während seine Mutter ganz still daliegt. Die bekannte zusammengerollte Fötusposition existiert nur in unserer Phantasie: Dem Baby scheint sie unbekannt zu sein.

Der Rücken des Babys ist wunderbar beweglich. Eben noch gerade und aufrecht, beugt er sich gleich darauf samt des Kopfes nach hinten, dann wieder nach vorn, wobei sich der Kopf in Richtung Brust bewegt. Selbst in dieser Position kann es seinen Kopf vollständig nach rechts und links drehen. Beine und Arme mögen in einem Augenblick überkreuzt und im nächsten schon wieder gestreckt sein. Es kann sich so fließend bewegen, weil es fast schwerelos in der Flüssigkeit schwimmt. Zudem hat es noch Ellbogenfreiheit.

Neben seinen eigenen Aktivitäten wird das Baby wie ein Schiff auf dem Meer auch durch die Bewegungen der Mutter beeinflußt. Mit jedem tiefen Atemzug der Mutter wird es leicht hin und her gewiegt. Wenn die Mutter hustet, lacht, umhergeht, kommt es in dem »Badewasser« des Babys zu Erschütterungen, so daß es hin und her geschaukelt wird. Leichte Tanzschritte der Mutter haben eine andere Wirkung als ihr fester Tritt auf dem Straßenpflaster. Nicht nur die Bewegungen der Mutter werden übertragen, auch der Aufprall der Absätze auf dem Asphalt, der Klang von Stimmen sowie alle lauteren Geräusche dringen zu dem Fötus vor. Wir wissen nicht, wie früh Töne im Mutterleib bereits aufgenommen werden, doch ist uns bekannt, daß der innere Gehörapparat bereits gebildet wird, auch wenn er in diesem Monat noch nicht ganz reif ist, und es gibt einige Forschungsergebnisse, die darauf hin-weisen, daß das Baby um die zwölfte Woche herum vielleicht nicht mehr ganz unempfindlich für Geräusche ist, die ganz sicherlich in den kommenden Monaten eine wichtige Rolle in seinem Leben spielen werden.

Zwei Füßchen schweben vor dem Hintergrund der Gebärmutter.

Ein Kind kommt in die Welt

Erst als gesunde Babys in den achtziger Jahren im Rahmen umfassender Untersuchungen per Ultraschall beobachtet wurden, während die Mütter ruhig dalagen, erfuhr man, daß Babys zu diesem frühen Zeitpunkt bereits ein so vielfältiges Bewegungsrepertoire haben und es so perfekt und häufig ausführen. Es war überraschend festzustellen, daß die Bewegungen fast von ihrem ersten Erscheinen an geschliffen sind und nicht einmal anfänglich unbeholfen und wenig koordiniert wirken. Offensichtlich sind Nervensystem und Muskeln so aufeinander abgestimmt, daß sie das Beugen, Strecken, Drehen und Wenden des Skeletts von Anfang an mit seinen neu gebildeten Gelenken harmonisch instrumentieren. Wie bei der vorgeburtlichen Entwicklung im allgemeinen, wird auf diese Weise für den jetzigen Augenblick gesorgt, während gleichzeitig die Be-

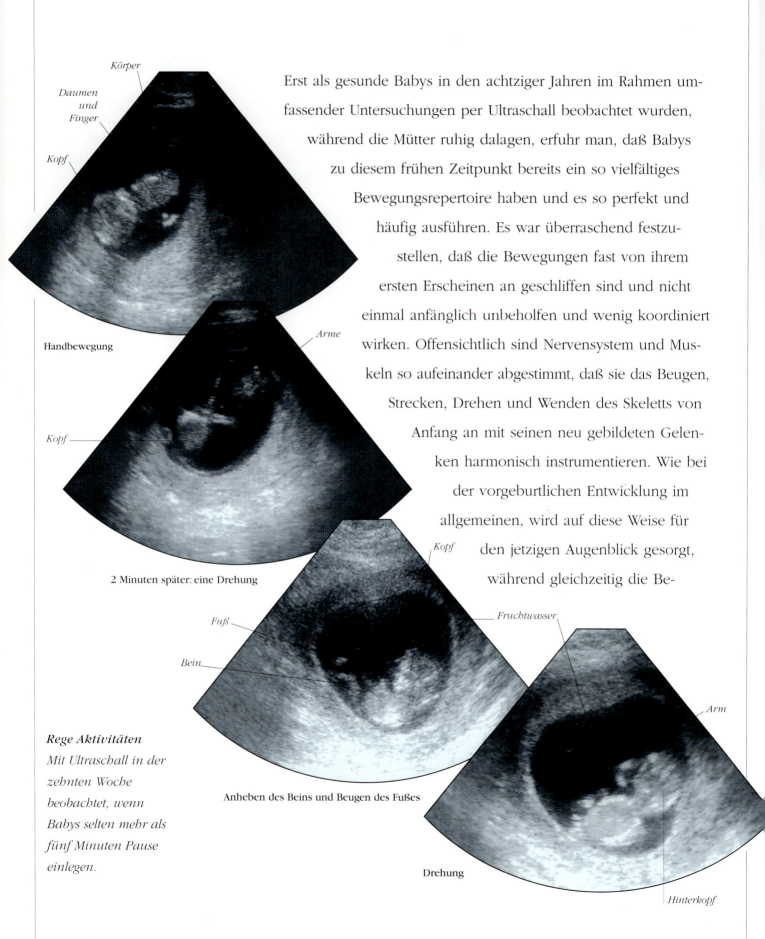

Handbewegung

2 Minuten später: eine Drehung

Anheben des Beins und Beugen des Fußes

Drehung

Rege Aktivitäten
Mit Ultraschall in der zehnten Woche beobachtet, wenn Babys selten mehr als fünf Minuten Pause einlegen.

dürfnisse von morgen vorweggenommen werden. Es ist eine »vorgreifende Entwicklung« auf das, was von der Geburt an wesentlich sein wird.

Die Fähigkeit zu atmen wird bei der Geburt eine Hauptrolle spielen. Bei einer solch lebenswichtigen Funktion überrascht es daher nicht, daß vorher viele Vorbereitungen und umfassende Übungen stattfinden. Es ist nicht nur wichtig, gute Lungen zu haben; auch muß der Körper fähig sein, Luft zu holen und sie wieder auszustoßen, wie wir es von einem Blasebalg her kennen. Diese Aufgabe wird vom Zwerchfell übernommen, das zusammen mit Brustkasten und Bauch arbeitet. Das Zwerchfell nimmt in diesem dritten Monat seine Arbeit auf. Es beginnt mit kurzen Episoden, die mehrmals pro Stunde wiederholt werden. Dabei wird es abwechselnd ausgedehnt und wieder zusammengezogen, was nach der Geburt natürlich regelmäßig geschehen muß. Im Mutterleib allerdings werden anstelle von Luft kleine Mengen Fruchtwasser aufgenommen und wieder ausgestoßen. Das Fruchtwasser ist nicht schädlich – im Gegenteil: Man glaubt, daß es bei der Entwicklung des Lungengewebes hilft. Das Zwerchfell wird außerdem geübt, wenn das Baby Schluckauf hat. In diesen ersten Monaten hat man bei Babys bis zu einhundert Schluckaufs pro Stunde gezählt. Der Schluckauf tritt in wiederholten Phasen auf, die mehrere Minuten lang anhalten, dann aufhören und erneut beginnen. Seit fast einhundert Jahren bilden sie ein wissenschaftliches Rätsel; wahrscheinlich ist dieser vorgeburtliche Schluckauf wichtig für die Stärkung des Zwerchfells und die Funktion des gesamten Atmungsapparates. Wenn wir später Schluckauf bekommen, geht dies auf die Anfänge unseres Lebens zurück.

Gesicht

Beine

Hinaufgleiten

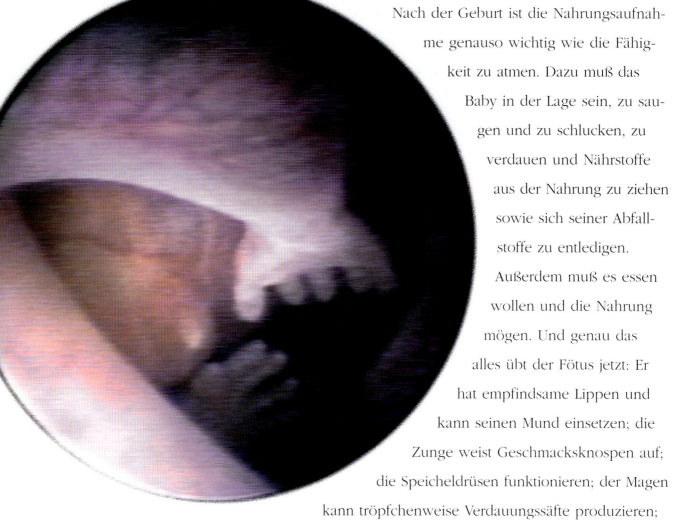

Weiche Bewegungen führt das Baby aus; es hat Schluckauf, trinkt, uriniert und übt die Atmung.

Nach der Geburt ist die Nahrungsaufnahme genauso wichtig wie die Fähigkeit zu atmen. Dazu muß das Baby in der Lage sein, zu saugen und zu schlucken, zu verdauen und Nährstoffe aus der Nahrung zu ziehen sowie sich seiner Abfallstoffe zu entledigen. Außerdem muß es essen wollen und die Nahrung mögen. Und genau das alles übt der Fötus jetzt: Er hat empfindsame Lippen und kann seinen Mund einsetzen; die Zunge weist Geschmacksknospen auf; die Speicheldrüsen funktionieren; der Magen kann tröpfchenweise Verdauungssäfte produzieren; Darm und Nieren arbeiten. Wenn das Baby Fruchtwasser in kleinen Schlucken aufnimmt und trinkt, kann dieses vom Verdauungssystem verarbeitet werden. Einige Nährstoffe – hauptsächlich Zucker und Salze – werden herausgezogen, und es sammelt sich eine kleine Menge an festen Abfallstoffen an. Diese bleiben in den Eingeweiden, während die flüssigen Abfallstoffe ständig in Form von Urintröpfchen abgegeben werden. Der Urin ist steril und verunreinigt das Fruchtwasser nicht.

Gegen Ende dieses dritten Monats kann man Jungen und Mädchen auf einen Blick unterscheiden. Penis oder Vulva sind aus Ursprüngen entstanden, die zu Beginn des Monats eingeschlechtlich aussahen. Aber die inneren Fort-

DER DRITTE MONAT

pflanzungsorgane des Babys sind bereits seit langem aktiv, und es ist ihr Ausstoß an männlichen oder weiblichen Hormonen, der zu den äußeren sexuellen Unterschieden geführt hat. Doch selbst gegen Ende dieses dritten Monats sind die Hoden bei einem Jungen noch nicht in den Hodensack hinabgewandert. Dazu kommt es erst kurz vor der Geburt, manchmal sogar noch später. Die Eierstöcke eines Mädchens enthalten im Innern seines Körpers bereits einen Vorrat an einfachen Eizellen, und bei der Geburt werden in unreifer Form alle Eizellen vorhanden sein, die sein Körper jemals besitzen wird.

In diesem Monat kommt es zu auffallenden äußerlichen Veränderungen. Die Gesamtproportionen ändern sich: Das Wachstum des Kopfes verlangsamt sich, und der übrige Körper holt auf; der Hals bildet sich aus; Arme und Beine wachsen und wirken länger; auch die Finger wachsen in die Länge, und Fingernägel entstehen. Das Gesicht des Babys zeigt langsam individuelle Züge und ähnelt wahrscheinlich denen der Eltern. Nicht nur die Form der Ohren, sondern auch die Form der Augen und des ganzen Gesichts ist jetzt bei jedem Baby völlig unterschiedlich.

Die Lider sind normalerweise in der neunten oder zehnten Woche so groß geworden, daß sie die Augen bedecken. Sobald dies der Fall ist, schließen sich die Augen des Babys und bleiben auch geschlossen. Die Ober- und Unterlider werden versiegelt und öffnen sich erst nach weiteren drei Monaten wieder. Zu diesem Zeitpunkt wird das Baby viel größer und robuster sein.

Die Augen bleiben jetzt drei Monate versiegelt. Ihre blaue Farbe, allen Babys vor der Geburt gemein, schimmert durch die zarten Lider.

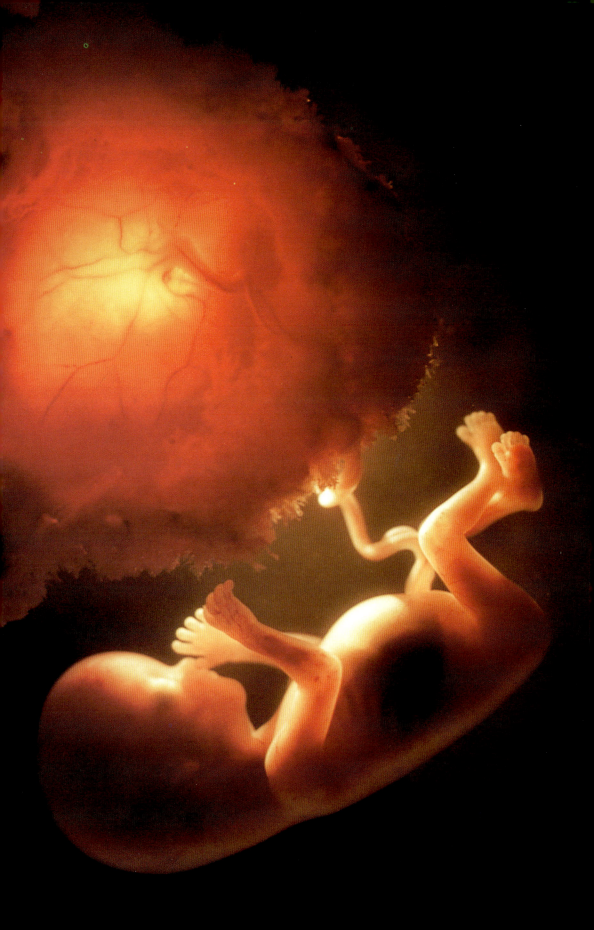

Das Baby wächst in diesen vier Wochen etwa 7,5 Zentimeter, so daß es von Kopf bis Fuß etwa 20 Zentimeter mißt. Es versiebenfacht sein Gewicht, wiegt aber dennoch nur etwa 200 Gramm.

Der vierte Monat

Sein Bauch rundet sich über den lebenswichtigen Organen, Arme und Beine sind schlank, der Körper ist noch nicht fettgepolstert, und die Haut ist so transparent, daß das feine Netzwerk der darunter verlaufenden Blutgefäße sichtbar ist.

Das Baby und die große Plazenta gegen Ende des vierten Monats in Lebensgröße.

In diesem Monat wird das Baby groß und stark genug sein, um sich endlich bemerkbar zu machen, so daß die Mutter das sich regende und lebendige Wesen in ihrem Innern wahrnimmt. Dies geschieht etwa um die sechzehnte Woche herum – manchmal früher, manchmal auch später. Zuerst fühlen sich die lange geübten Bewegungen des Babys wie der vage, flüchtige Flügelschlag eines Schmetterlings an. Doch schon nach einigen Tage wird das unbestimmte Gefühl zum unmißverständlichen Beweis für die lebhaften Aktivitäten des Babys: Es dreht sich, strampelt, schlägt Purzelbäume wie zuvor, aber jetzt in einem enger gewordenen Raum.

Für sein erstaunliches Wachstum braucht das Babys nun immer größere Mengen an Nahrung, um Substanz und Energie zu gewinnen. Diese Nahrung stammt von der Mutter und wird dem Baby durch die Plazenta, die sich in diesem Monat voll entfaltet, zur Verfügung gestellt. Das Wort Plazenta stammt von der lateinischen Bezeichnung für »Kuchen« ab; daher der Begriff »Mutterkuchen«. Die Plazenta sieht jedoch eher wie ein Kissen aus und ist sehr viel mehr als ein »Kuchen«. Sie hat es nicht verdient, nur als »Nachgeburt« abgetan zu werden, denn sie stellt ein bewundernswert vielseitiges Organ und einen wichtigen Bestandteil des sich entwickelnden Babys dar. Sie spielt die Hauptrolle in dem Lebenserhaltungssystem, dessen spezialisierte Entwicklung inmitten der Zellen der frühen Zellkugel begann.

Erst die Evolution der Plazenta macht eine Schwangerschaft überhaupt möglich. Dank der Plazenta kann ein Baby im Schutz des mütterlichen Körpers heranwachsen und ist viel sicherer als ein Ei in einem Nest. Diese Einrichtung gibt der Mutter die Freiheit, sich relativ ungehindert zu bewegen, im Gegensatz zu einer brütenden Henne, die an ihr Gelege gebunden ist.

Das Plazenta-»Kissen« umfaßt eine weiche Struktur aus Blutgefäßen, die dem Baby gehören und sich wie ein Baum – ein Lebensbaum – verzweigen. Die sich verästelnden Blutgefäße der Plazenta, in die die ursprünglichen

DER VIERTE MONAT

wurzelartigen Villi integriert werden, sind von mütterlichem Blut umgeben, das Nährstoffe, Vitamine, Mineralien, Wasser, Sauerstoff und all die wertvollen Substanzen heranträgt, die von der Mutter kommen. Doch das Blut der Mutter gelangt nie in die Blutgefäße des Babys. Statt dessen durchdringen die unsichtbar kleinen Moleküle der Nährstoffe die porösen Wände der Blutgefäße des Plazenta-Baums und gelangen so in den kindlichen Blutkreislauf.

Die Plazenta ist jedoch nicht einfach nur eine »Übergabestelle«. Vielmehr scheint sie aktiv auswählen, verarbeiten und regulieren zu können, was und wieviel entsprechend den sich wandelnden Bedürfnissen des Babys aufgenommen wird. Zudem nimmt man an, daß die Plazenta einige Schutzfunktionen in der Art eines Schwammes ausübt, der bestimmte Schadstoffe, insbesondere solche, die Infektionen verursachen, aufsaugen und möglicherweise auch neutralisieren kann. Leider ist dieser Schutz nicht perfekt. Wie schon zuvor gehen auch Substanzen wie Alkohol, Koffein oder die Inhaltsstoffe des Zigarettenrauches in den kleinen Körper über.

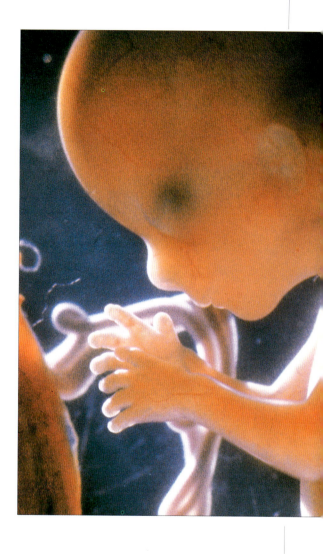

Gesicht und Hände nehmen Gestalt an, der Körper gewinnt an Substanz; hier in anderthalbfacher Lebensgröße.

Gleichzeitig werden vom Baby Substanzen über die Plazenta abgegeben, so daß diese die Beseitigung von Abfallstoffen übernimmt. Es werden ständig Abfallprodukte, wieder in Form von Molekülen, ausgeschieden. Sie verlassen den Blutkreislauf des Babys über die Gefäßwände der Plazenta und werden im mütterlichen Kreislauf weggetragen. Die Gefäße der Plazenta können für die wachsenden Ansprüche des Babys sorgen, weil das verzweigte Gefäßsystem bis zum Tag der Geburt so stark anwächst, daß seine gesamte Ober-

▷ *Lebensbaum*
Die bloßgelegten, sich verzweigenden Gefäße der Plazenta.

Die »Lebensschnur« ist an das Plazenta- »Kissen« ange- schlossen.

fläche ausgebreitet über die Hälfte eines Tennisplatzes einnehmen würde! Die überaus bemerkenswerte Plazenta könnte als Wächterin der Schwangerschaft bezeichnet werden. Mit ihren vielfältigen Funktionen hat sie auch wichtige Auswirkungen auf den mütterlichen Körper, so daß durch sie eine erfolgreiche Schwangerschaft überhaupt erst möglich wird. Im vierten Monat übernimmt sie die Produktion des Hormons *Progesteron,* dessen Name soviel wie »für die Schwangerschaft« bedeutet. Dabei handelt es sich um das Schlüsselhormon, das den mütterlichen Körper und speziell die Gebärmutter stimuliert, dem Baby weiterhin die Gastfreundschaft des Mutterleibes zu gewähren. Auf diese Weise erhält das Baby die biologischen Mittel, um sich die vorgeburtlichen Bedingungen zu schaffen, die es benötigt. Und nicht nur das: Lange vor der Geburt tritt das Progesteron auch in eine Wechselbeziehung zu einem Team von Hormonen, die die mütterliche Brust auf die Milchproduktion vorbereiten. Gleichzeitig steigert dieses Hormon-Team die Leistungsfähigkeit des mütterlichen Stoffwechsels, so daß ihr Körper leichter für zwei sorgen kann, und normalerweise fördern diese Hormone mit vereinten Kräften die Gesundheit und das Wohlbefinden der werdenden Mutter. Wenn sie zum Beispiel bisher unter morgendlicher Übelkeit gelitten hat, wird sich diese normalerweise im dritten Monat geben. Mit alledem unterstützt die Plazenta also das Interesse des Babys, von einer Mutter ausgetragen zu werden, die gesund ist und sich wohl fühlt.

In ihrer Wächterfunktion leistet die Plazenta noch andere Dienste. Sie produziert Wärme, so daß die Körpertemperatur der Mutter überschritten und das Baby um den Bruchteil eines Grades wärmer als die Mutter gehalten wird. Später, in den letzten drei Monaten der Schwan-

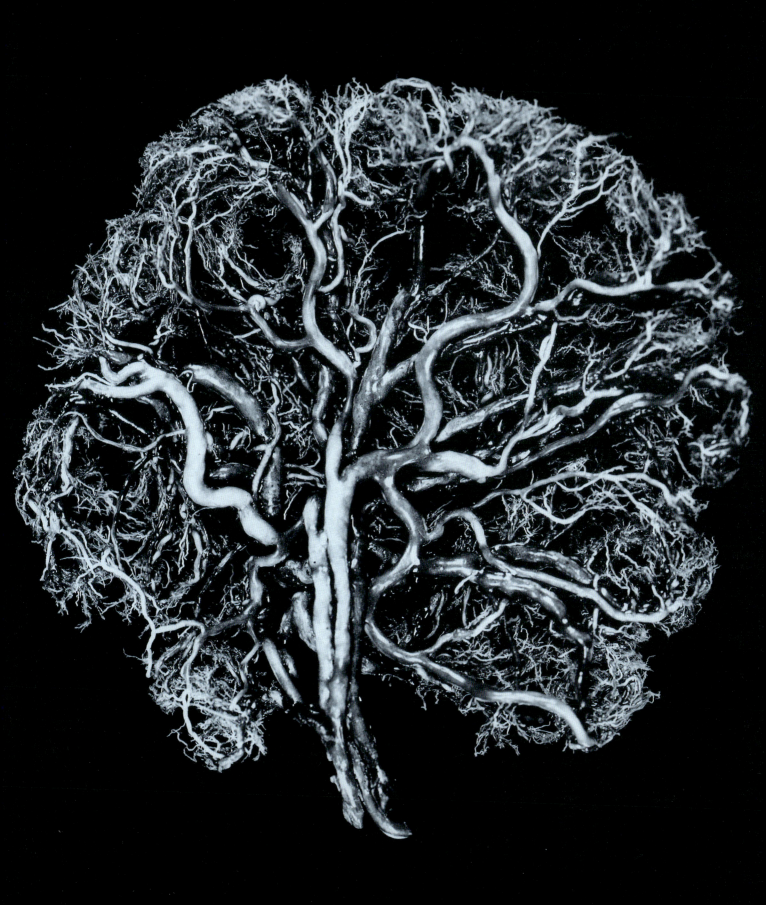

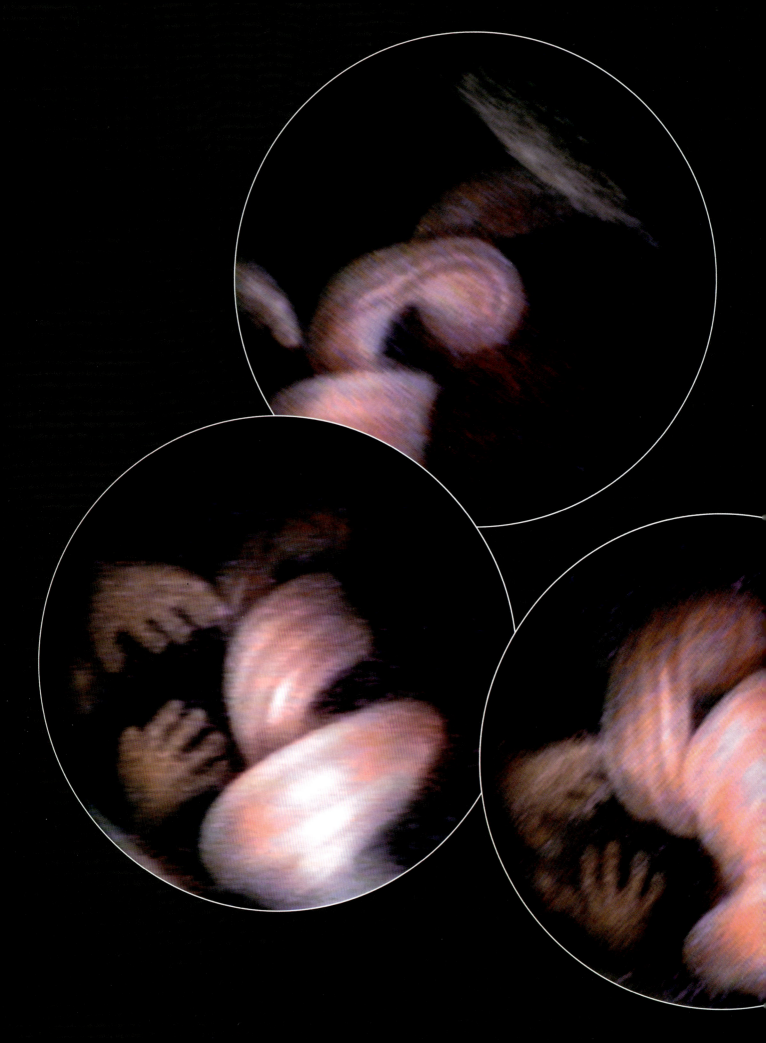

gerschaft, wird sie wichtige Immunkörper von der Mutter auf das Baby übertragen, die es vor Infektionen schützen sollen. Schließlich wird die Plazenta eine wichtige Rolle dabei spielen, den Zeitpunkt der Geburt festzusetzen, bevor sie schließlich ihr überaus nützliches Leben zusammen mit der Nabelschnur beendet.

Die Nabelschnur, die so oft als Verbindung zwischen Mutter und Kind gepriesen wird, ist tatsächlich die Verbindung zwischen dem Baby und seiner eigenen Plazenta. Im vierten Monat kann die Nabelschnur einen Flüssigkeitskreislauf bewältigen, der etwa 28 Litern entspricht; kurz vor der Geburt beträgt dieses Volumen sogar 340 Liter pro Tag. Der Kreislauf ist ständig in Gang, er bringt dem Baby Nährstoffe aus dem Plazenta-Baum und befördert Abfallstoffe zur Plazenta zurück – und zwar so schnell, daß für eine solche Rundreise nur etwa dreißig Sekunden benötigt werden. Der pulsierende Kreislauf wird allein durch das pumpende Herz des Babys angetrieben; nur das Blut des Babys, nie das mütterliche Blut, nimmt an diesem Kreislauf teil. Die Nabelschnur widersetzt sich ähnlich wie ein mit Wasser gefüllter Gartenschlauch Verknotungen, die durch die Aktivitäten des Babys verursacht werden können.

Im Uterus hängt das Baby von der Nabelschnur ab wie ein Tiefseetaucher von seinem Sauerstoffschlauch. Das System ermöglicht es dem Baby, in seiner verschlossenen, mit Flüssigkeit gefüllten Blase, der Fruchtblase oder Schafhaut, zu leben. Diese Blase besteht aus einer starken und leicht dehnbaren durchsichtigen Membran. Die medizinische Bezeichnung *Amnion* kommt aus dem Griechischen und bedeutet »kleines Lamm«. Den Namen Schafhaut erhielt die Fruchtblase, weil Lämmer oft eingeschlossen in dieser Membran geboren werden. Bei der Geburt eines menschlichen

Gewundene Lebensader
Die pochende Nabelschnur ist im Uterus in Reichweite des Babys.

Babys kann sich ebenfalls ein Teil der Fruchtblase auf dessen Kopf befinden, und mit dieser »Glückshaube« geboren zu werden, wird im Volksglauben als gutes Omen für eine glückliche Zukunft gedeutet. Die Haut der Fruchtblase besteht ausschließlich aus lebenden Zellen, die aus der ursprünglichen Zellkugel stammen. Die Fruchtblase wächst zusammen mit dem Baby. Sie gewährt ihm eine Behausung, und ihre Zellen produzieren ebenfalls einen Teil der amniotischen Flüssigkeit, die das Fruchtwasser für das Baby darstellt. Der Rest der Flüssigkeit wird von den Lungen und Nieren des Babys selbst produziert, und einige Flüssigkeitskomponenten sickern vielleicht auch aus der Gebärmutter durch.

Bis zu diesem Monat ist das noch sehr kleine Baby nur in einer geringen Menge Fruchtwasser herumgeschwommen. Im vierten Monat jedoch steigt die Menge bis auf etwa einen Liter an. Man weiß noch nicht, wodurch die große Steigerung zu diesem Zeitpunkt ausgelöst und kontrolliert wird, aber sie erfüllt die Bedürfnisse des größer gewordenen Babys, so daß es bequem umherschweben kann. Erst wenn das Flüssigkeitsvolumen angestiegen ist, kann man die beträchtliche Menge Flüssigkeit entnehmen, die für eine *Amniozentese* oder Fruchtwasserpunktion notwendig ist. Für das Baby ist dies wahrscheinlich eine ähnliche Erfahrung wie das Herausziehen des Stöpsels aus der Badewanne, und die kleinen Wesen reagieren auf diese Prozedur tatsächlich mit einigen Anzeichen von Erregung, die über viele Stunden anhalten können. Der Einstich in der Fruchtblase schließt sich schnell wieder, und bald wird die Flüssigkeitsmenge durch die faszinierende innere Regulierung, die das Bad immer gut gefüllt hält, wieder ergänzt.

Bei Babys, die während dieses Monats regelmäßig beobachtet wurden, stellte man fest, daß die Häufigkeit der Aktivität morgens, mittags und abends in etwa immer dieselbe war und daß sich tagsüber kaum Unterschiede bemerkbar machten. Dazu kommt es erst im nächsten Monat. Doch es gibt sehr

Der vierte Monat

wohl Aktivitätsunterschiede zwischen den einzelnen Babys; einige bewegen sich mehr, andere weniger, wie die jeweilige Mutter in den kommenden Monaten wahrscheinlich spüren wird. Rege oder ruhig – die aktiven Phasen des Babys verlängern sich um mehrere Minuten, und die Pausen werden ebenfalls länger. Das Baby schläft jedoch immer noch nicht und ruht nur selten mehr als sechs oder sieben Minuten. Seine Mutter kann nicht jede Bewegung spüren. Sie nimmt nur die größeren wahr und dabei nur jene, die ihre empfindsamen Nervenenden berühren.

Es finden viele feine Aktivitäten statt, die der Mutter verborgen bleiben. Sie spürt nicht, wie das Baby mit den Zehen wackelt, wie es mit Daumen und Fingern einen Pinzettengriff ausprobiert, wie es die Hand beinahe zur Faust schließt oder die Atmung übt. All das zählt zu den beobachtbaren Aktivitäten.

Wir wissen, daß das Baby in diesem vierten Monat langsam sein Atemtraining steigert, indem es die Atmung häufiger und in immer längeren Episoden übt. Gegen Ende des Monats nimmt das Baby eine weitere sehr subtile Aktivität auf. Unter den verschlossenen Lidern läßt es seine Augen wandern, zuerst nur von einer Seite zur anderen, von rechts nach links. In den nächsten Monaten wird es dies sehr viel häufiger tun, und seine Aktivitäten und Reaktionen auf die Umgebung werden klarer und offensichtlicher.

Die pulsierende Nabelschnur ist bei den Aktivitäten des Babys ständig gegenwärtig.

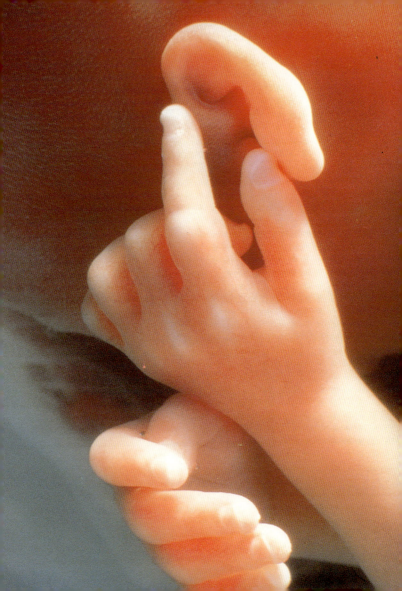

Wenn die Mutter ein Gefühl dafür entwickelt, kann sie – wie die alte biblische Weisheit behauptet – in diesen beiden Monaten schon erfahren, wie ihr Baby auf die Welt reagiert: auf Stimmen,

Der fünfte und sechste Monat

Siehe, da ich die Stimme deines Grußes hörte, sprang mit Freuden das Kind in meinem Leibe.
LUKAS 1,44

besonders die ihre, auf plötzliche Geräusche, auf ein Tätscheln ihres Bauches und auch auf ihre eigenen Emotionen wie Vergnügen, Aufregung oder Angst.

Geräusche, Stimmen, Musik, Lärm – sie alle erreichen das Baby.

Die Hand berührt die feinen Falten der Fruchtblase (in einem früheren Monat aufgenommen).

Während das Baby größer und kräftiger wird, sein Gehör und Nervensystem heranreifen, nehmen seine Aktivitäten und Reaktionen an Deutlichkeit zu. Ende des fünften Monats wiegt es etwa 450 Gramm und ist ungefähr 25 Zentimeter groß oder noch größer. Damit hat es bereits mehr als die Hälfte der voraussichtlichen Körpergröße bei seiner Geburt erreicht. Im sechsten Monat wird es wahrscheinlich weitere fünf Zentimeter wachsen und noch einmal knapp 450 Gramm zunehmen.

Bemerkt wird das Baby jetzt ganz bestimmt; nicht nur von seiner Mutter, sondern auch von anderen, denen sie erlaubt, die Hand auf ihren Bauch zu legen, um die Bewegungen zu spüren. Und alle Welt kann nun sehen, daß ein Kind unterwegs ist.

Das Baby hat gerade noch genug Platz, um sich relativ frei und bequem zu bewegen. Man weiß ziemlich viel über den Ablauf seiner Aktivitäten. In einem Augenblick sitzt es vielleicht aufrecht, mit geradem Rücken und gekreuzten Beinen in einer Art Yoga-Position, oder es liegt wie in einer Hängematte, die Arme hinter dem Kopf verschränkt. Dann wieder strampelt es mit den Beinen, macht Kriechbewegungen, dreht sich um sich selbst oder schlägt einen Purzelbaum. Im sechsten Monat reifen die Gleichgewichtsorgane im Innenohr heran, so daß das Baby möglicherweise seine Stellung selbst wählen und beibehalten kann, wie zum Beispiel überwiegend mit dem Kopf nach unten. Im relativ sauerstoffarmen Uterus vermittelt das ihm dabei in den Kopf schießende Blut vielleicht ein angenehmes Gefühl. Zehntausende von Babys wurden per Monitor beobachtet, und aufgrund dieser Beobachtungen läßt sich ein Bild davon zusammensetzen, wie Babys im allgemeinen ihre Zeit verbringen und ihre Umgebung kennenlernen.

Die pulsierende Nabelschnur ist ein ständiger Begleiter. Babys berühren sie, stoßen mit ihr zusammen, bewegen sich um sie herum und hören ihren rauschenden Kreislauf. Auch die Fruchtblase ist immer greifbar nah, und man hat Babys beobachtet, die sich mit ihrem Gesicht an sie kuscheln oder langsam mit der Hand über die Falten der Oberfläche streichen, als wollten sie sie erforschen. Es überrascht nicht, daß Babys mit ihrem ausgezeichneten Tastsinn – einer der ersten Sinne, der heranreift – auch den eigenen Körper berühren und streicheln und sich selbst auf diese Weise kennenlernen. Besonders gerne scheinen sie immer wieder das eigene Gesicht zu berühren, wobei sie manchmal die Hände zum Gesicht und manchmal das Gesicht zu den Händen bringen, letzteres indem sie sich nach vorne beugen. Die Mehrzahl der Babys bevorzugt dabei die rechte Hand gegenüber der linken, was möglicherweise die Gehirnentwicklung in diese Richtung verstärkt. Ganz gleichgültig, ob Rechts- oder Linkshänder – Babys können nun ganz geschickt mit ihren Fingern umgehen, den Daumen unabhängig von den anderen Fingern bewegen oder eine Faust machen. Oft saugen sie an Daumen oder Fingern, und die meisten können ihren Mund leichter finden, als dies später nach der Geburt der Fall ist. Die Schwerkraft wird sie dabei behindern, und durch den Anblick der eigenen Hände werden sie möglicherweise von dem in der Dunkelheit geübten Tasten abgelenkt.

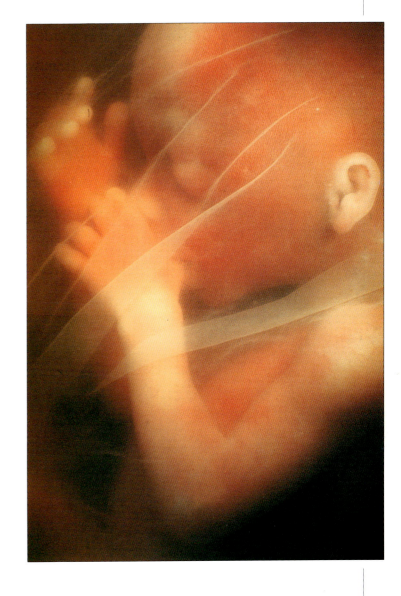

In der Fruchtblase hat das Baby in der 19. Woche gerade genug Platz, um aufrecht zu sitzen und sich ziemlich frei zu bewegen.

Die Aktivitäten wirken oft spielerisch. Ein Wissenschaftler beobachtete einmal eineiige Zwillinge, die sich eine Fruchtblase teilten. Die beiden »hielten einen Boxkampf ab, der über mehrere, jeweils einige Minuten dauernde Runden ging«. Dabei wurde der sachte Schlag eines der Zwillinge vom anderen in gleicher Weise beantwortet. Nach einigen Minuten der Ruhe begann eine weitere Runde. Auch Zwillinge, die jeder eine eigene Fruchtblase hatten, gingen ähnlich miteinander um. Ihre sänften Schläge landeten dabei auf den geschmeidig nachgebenden Wänden der Fruchtblasen, die sie voneinander trennten. Für Zwillingsschwestern wie -brüder setzen gesellige Erfahrungen also schon recht früh ein.

Doch das Leben im Mutterleib besteht nicht nur aus Spiel und Spaß. Babys erleben auch die Auswirkungen von Streß und zeigen sie. Nach dem

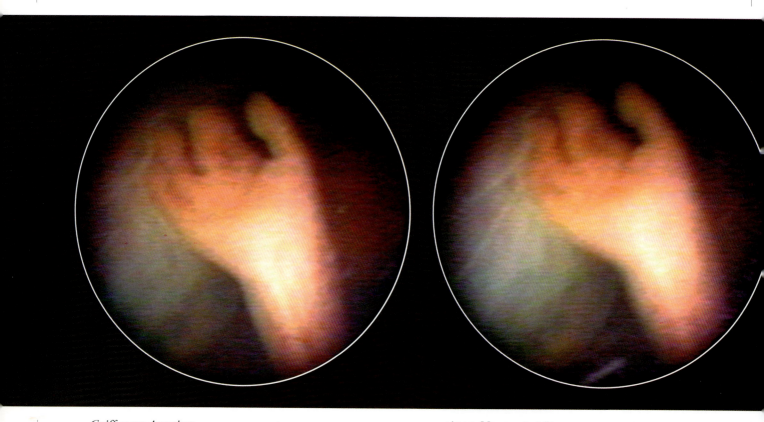

Griff zum Amnion
Die Hand des Babys in der lichtbrechenden Flüssigkeit.

... einen Moment später
In der Videosequenz hat sich die Hand weiter vorgetastet.

DER FÜNFTE UND SECHSTE MONAT

Erdbeben in Italien im Jahr 1980 führte man bei achtundzwanzig schwangeren Müttern, die einen großen Schrecken davongetragen hatten, aber nicht verletzt worden waren, Ultraschalluntersuchungen durch. Alle achtundzwanzig Babys verhielten sich im Mutterleib stark überaktiv, und diese Hyperaktivität hielt noch mehrere Stunden nach dem Erdbeben an. Einige der Babys verlangsamten dann ihre Aktivitäten auf das übliche Maß. Doch die übrigen verfielen bis zu drei Tage in eine ungewöhnliche Inaktivität, bis sie wieder munterer wurden. Die Angst, die die Mütter erfahren hatten, schien sich auf die Babys übertragen zu haben.

Normaler Alltagsstreß kann das Baby ebenfalls erregen. Wenn die Mutter beispielsweise sehr müde ist, sich aber dennoch keine Ruhe gönnt, oder wenn sie erregt ist, neigen Babys zu verstärkter Bewegung. Obwohl keine

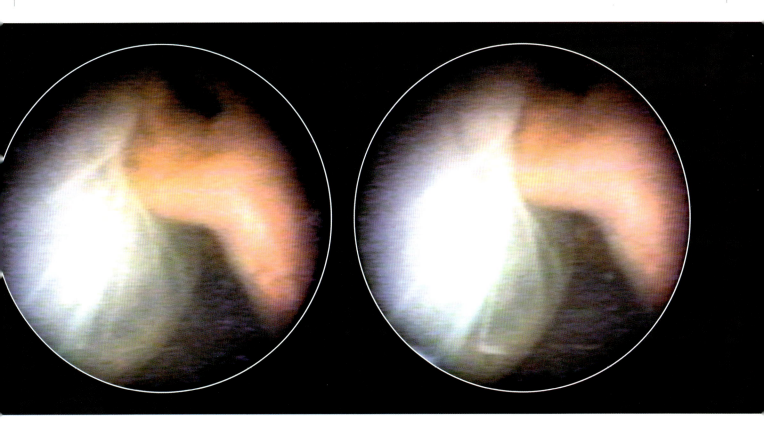

... und noch einen Moment später
versinken die Finger in den Falten ...

... und ganz in die Membran hinein
Dieses Bild zeigt, wie Zwillinge einander Püffe versetzen können.

Nervenkanäle oder andere direkte körperliche Verbindungen zwischen Mutter und Kind vorhanden sind, können Adrenalin und andere erregende oder beruhigende Substanzen die Plazenta durchqueren und Auswirkungen auf das Baby haben. Streß und Anspannung der Mutter können vielleicht durch heftigere Bewegungen der Mutter, durch die allgemeine Muskelspannung ihres Körpers, durch den Tonfall und die Lautstärke ihrer Stimme sowie durch Veränderungen ihres Herzschlags übertragen werden.

Sicherlich dringt Lärm von außen ein. Obwohl der Hörapparat erst etwa in der achtundzwanzigsten Woche vollständig ausgereift ist, zeigen Babys bereits nach der sechzehnten Woche, möglicherweise auch schon zuvor, Reaktionen auf Geräusche. Autohupen, das Klingeln an der Haustür, zuschlagende Türen, das Schleudergeräusch der Waschmaschine, aufheulende

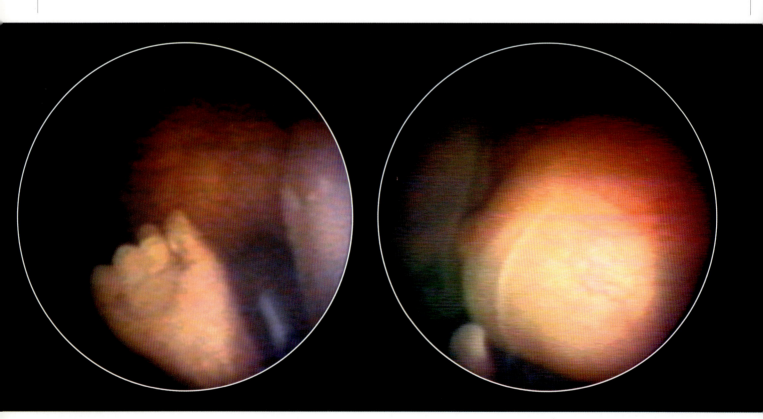

Das Baby kuschelt sich an das Amnion: der Kopf in der Mitte, Hand und Schulter vorn.

Das Gesicht an der Membran, den Daumen am Mund. Im vierten Monat von unterhalb des Kinns gesehen.

Triebwerke von Flugzeugen, lärmende Menschen, aufbrausende Musik, applaudierende Zuschauer – all diese Dinge hinterlassen einen Eindruck und bringen Babys dazu, sich zu rühren, was viele Mütter bezeugen werden. Angenehm oder unangenehm – das Baby lebt bereits mit den Geräuschen der Außenwelt, in die es hineingeboren wird. Zum Guten wie zum Schlechten wird es sich wahrscheinlich schon im Mutterleib an bestimmte Geräusche gewöhnen. In einer Untersuchung stellte man fest, daß Neugeborene, deren Mütter während der Schwangerschaft in der Nähe eines Flughafens wohnten, normalerweise bei der Landung von Düsenflugzeugen weiterschliefen, während andere Neugeborene durch den damit verbundenen Lärm geweckt wurden. Während wir immer mehr wissenschaftliche Kenntnisse über das Hörvermögen vor der Geburt sammeln, kann man alte Volksweisheiten, etwa diese aus Westafrika, nicht einfach abtun: »Ein Mann sollte sich mit seiner schwangeren Frau nie zanken, denn seine erhobene Stimme dreht sich siebenmal in ihrer Scheide und erreicht das zukünftige Kind.«

Spiele mit ihrem Kind schon vor dessen Geburt bieten Eltern vielleicht eine nette Möglichkeit, sich mit ihm zu beschäftigen. Bestimmte pränatale Förderprogramme empfehlen Eltern, in diesen Wochen mit ihrem Baby in einen »Tastdialog« zu treten. Obwohl es keine direkten wissenschaftlichen Beweise für die Behauptung gibt, daß so die Intelligenz des Babys gefördert werde, kann diese Art von Kontakt für die Eltern und wahrscheinlich auch für das Baby unterhaltsam sein und eine gute Gelegenheit bieten, im wörtlichen Sinn Fühlung zueinander aufzunehmen. Bei diesem Spiel sollten die Eltern auf eine Bewegung des Babys warten und dann mit einem sanften Tätscheln an der entsprechenden Stelle des Bauches reagieren. Möglicherweise »antwortet« das Baby aus dem Innern mit einem Stups. Eltern haben berichtet, daß sich dieser Austausch in den nächsten Monaten zu einer Art Frage- und Antwortspiel erweitern läßt. Wenn die Eltern entdecken, wo sich

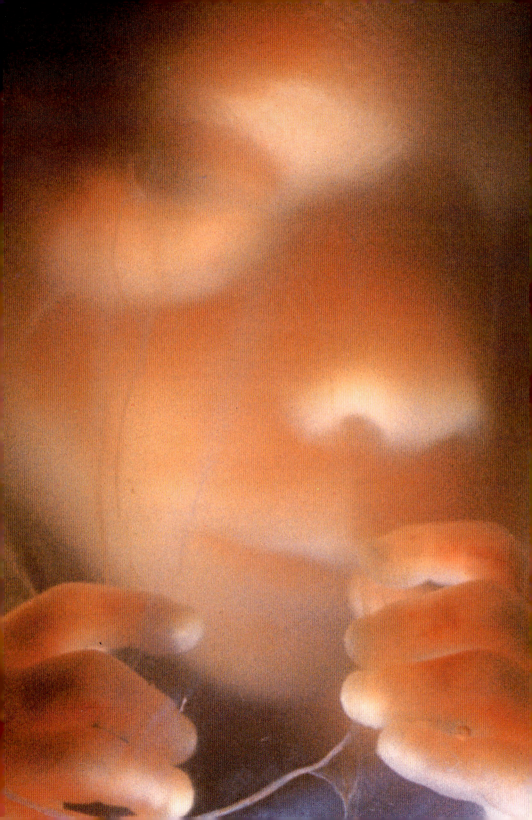

Der fünfte und sechste Monat

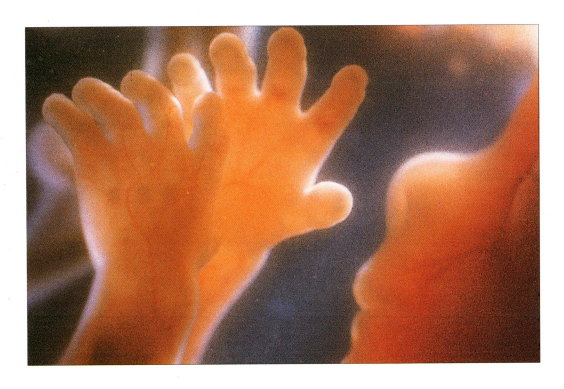

Im fünften Monat (links) und im sechsten (ganz links) können die Finger zart spielen und die Augen hinter geschlossenen Lidern schnell hin und her gehen.

Kopf, Gesäß, Hände und Füße des Babys befinden, genießen sie dieses Spiel möglicherweise sogar noch mehr. Die vielen subtileren Aktivitäten, die das Baby in seiner »Privatsphäre« weiterentwickelt, sind dagegen noch nicht zu spüren. Mit modernen Beobachtungstechniken kann man zum Beispiel feine Details bei den Augenbewegungen unterscheiden, selbst wenn die Augenlider noch geschlossen sind. In diesen beiden Monaten verbessert das Baby seine Fähigkeit, die Augen zu bewegen. Als es im vorangegangenen Monat damit begann, hat es seine Augen nur seitlich hin und her bewegt, während es dabei ständig nach unten blickte. In der zwanzigsten Woche kann es den Blick geradeaus richten und die Augen über lange Zeitstrecken wieder und wieder langsam hin und her bewegen. Dieselben Augenbewegungen können zu anderen Zeiten blitzschnell und manchmal weich, ein andermal ruckartig sein. Nach ein oder zwei Wochen solcher horizontalen Augenbewegungen fängt das Baby an, die Augen nach oben und unten und auch rundherum zu rollen. Gegen Ende des sechsten Monats öffnet das Baby schließlich seine Augen.

Ein Profilporträt, in der 20. Woche mit Ultraschall aufgenommen. Das Baby hat bereits Milliarden von Neuronen in seinem heranreifenden Gehirn.

Es blickt in die Dunkelheit und kann jetzt seine Lider öffnen und schließen. Bei einem plötzlichen Geräusch reagiert es möglicherweise mit einem Blinzeln und zeigt damit, daß es etwas gehört hat. Obwohl der Sehapparat noch nicht ganz ausgebildet ist, kann es schon ein schwaches, diffuses Licht empfinden, besonders wenn die Mutter im Hellen steht. Absolute Dunkelheit herrscht nicht im Uterus, und das Baby mag den Unterschied zwischen hellem Sonnenschein und schwarzer Nacht wohl schon wahrnehmen können.

Ganz für sich übt das Baby auch weiterhin atmende Bewegungen, öfter und länger als zuvor und häufiger in der Nacht als tagsüber. Von der zwanzigsten Woche an zeigen sich leichte, aber erkennbare und regelmäßige Unterschiede im Umfang der Aktivitäten am Morgen, am Mittag, am Nachmittag und in der Nacht, und diese Unterschiede werden sich in den kommenden Monaten noch viel stärker ausprägen. Am Morgen geht es normalerweise am ruhigsten zu; am geschäftigsten ist das Baby hingegen kurz vor Mitternacht, wie viele Mütter bestätigen können. Ein solcher Rhythmus in der Aktivität ist ein Zeichen zunehmender Reife. Mit etwa zwanzig Wochen verfügt das Baby im Grunde über alle Neuronen – Milliarden von Neuronen –, die sein Gehirn je aufweisen wird. Zu diesem Zeitpunkt zeigen sich auch Schwankungen beim Herzschlag. Wenn die Herzschlagfrequenz im nächsten Monat deutlicher wird, kann man mit ihrer Hilfe die Reaktionen des Babys auf verschiedene Ereignisse feststellen, speziell auf Geräusche und auf Lärm, der das Herz schneller schlagen läßt.

Vielleicht verspürt das Baby nun Hunger und trinkt möglicherweise deshalb regelmäßig von dem Fruchtwasser, mit dem es auch einige Nährstoffe aufnimmt. Dabei wird ein Teil dieser auch auf andere Weise weniger werdenden Flüssigkeit aufgebraucht. Das Fruchtwasser wird jedoch ständig erneuert und aufgefrischt. Etwa ein Drittel seines Volumens wird stündlich ausgetauscht.

Das Baby muß im sechsten Monat um ein Pfund herum und in den darauffolgenden Monaten jeweils etwas über anderthalb Pfund zunehmen, um ein stabiles Geburtsgewicht aufzubauen. Die Größe bei der Geburt geht fast ausschließlich auf sein genetisches Programm zurück, doch die Gewichtszunahme wird jetzt stark von der Funktionstüchtigkeit der Plazenta und von den verfügbaren Vorräten der Mutter bestimmt. Letztere hängen nicht nur von ihrer jetzigen Ernährung ab, sondern auch davon, wie wohlgenährt sie ihr ganzes Leben über war. Aus diesem Grund besteht gewöhnlich ein Zusammenhang zwischen Armut und sozialer Benachteiligung und dem Untergewicht von Neugeborenen, die dann meist auch viel weniger widerstandsfähig sind.

Durch die Gewichtszunahme wird das Baby rundlicher – sein Körper legt sich eine wichtige Fettschicht zu. Ein Teil dieses Fettes ist ein ganz besondere Substanz: sogenanntes »braunes Fett«, weil es von bräunlicher Farbe ist. Tiere, die Winterschlaf halten, verfügen über dieses spezielle Fett, und Menschen weisen es als Neugeborene ebenfalls auf. Braunes Fett isoliert den Körper nicht nur, sondern produziert auch selbst Wärme. Wie ein eingebautes Heizkissen trägt es in den ersten Wochen nach der Geburt dazu bei, das Baby warmzuhalten. Dieses besondere braune Fett entwickelt sich vor allem in drei Körperbereichen: im Nacken, im Nierenbereich und hinter dem Brustknochen. Gleichzeitig entwickeln sich auch Schichten aus gewöhnlichem weißen Fett, die eine schützende, isolierende Polsterung bilden, unterstützt von der Haut, die jetzt zu einer dickeren Schutzhülle wird. Sie enthält jedoch noch keine Farbpigmente, so daß Babys unterschiedlicher Hautfarben in diesem Alter gleich aussehen.

Das Baby wirkt jetzt leicht pummelig und wird immer kräftiger. Das Skelett verhärtet sich, indem es Kalzium aufnimmt, ebenso die Zehen- und Fingernägel, die fester und länger werden. Das Haar beginnt zu wachsen, und zwar zuerst Augenbrauen und Wimpern. Im sechsten Monat folgt dann die Kopfbehaarung, die bei der Geburt kurz und büschelig, aber auch recht voll und lang sein kann.

Im fünften Monat erscheint ein feiner, farbloser Flaum, der den ganzen Körper bedeckt. Man bezeichnet ihn nach dem lateinischen Wort für Wolle als *Lanugo*. Der wollige Flaum wird nur die nächsten drei oder vier Monate überstehen und vor der Geburt größtenteils abgelegt sein. Um dieselbe Zeit wird auch eine Creme abgesondert, die man als Käseschmiere bezeichnet. Sie bedeckt den Körper des Babys und ist in den kommenden Monaten ein ausgezeichneter Schutz für die immer vollständiger werdende Haut vor Beschädigung durch die sie umgebende Flüssigkeit.

Im sechsten Monat gelangt das Baby an die Schwelle der Überlebensfähigkeit. Sollte es jetzt geboren werden, würde es allerdings noch intensive medizinische Betreuung benötigen. Eine so frühe Geburt ist immer ein Rückschlag, und derart frühgeborene Babys stellen nur ein schwaches Abbild eines gedeihenden Ungeborenen dar. Frühgeborene zeigen uns, daß die Stimmbänder zu diesem Zeitpunkt bereits funktionieren; sie können ganz schwach schreien und zeigen Streßreaktionen unter Bedingungen, die Schmerzen verursachen können.

In der Gebärmutter verfügt das Baby sicherlich über dieselbe Fähigkeit, Unbehagen zu empfinden, aber ohne Luft kann es natürlich keinen Laut von sich geben. Obwohl das Leben im Uterus kein vollkommenes Paradies ist, bedeutet es für das Baby einen außerordentlichen Vorteil, noch drei weitere Monate im Mutterleib zu verweilen. In dieser Zeit wird es beachtliche Fähigkeiten entwickeln und gut auf die Geburt vorbereitet werden.

Ein feiner Flaum
Die weiche Lanugo auf Gesicht und Körper wird größtenteils vor der Geburt abgelegt sein. An den hier noch verschlossenen Augenlidern sind schon Wimpern.

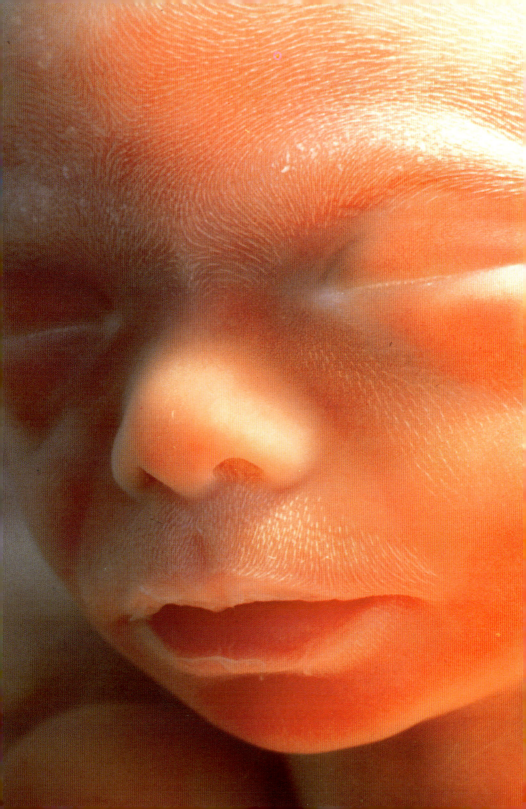

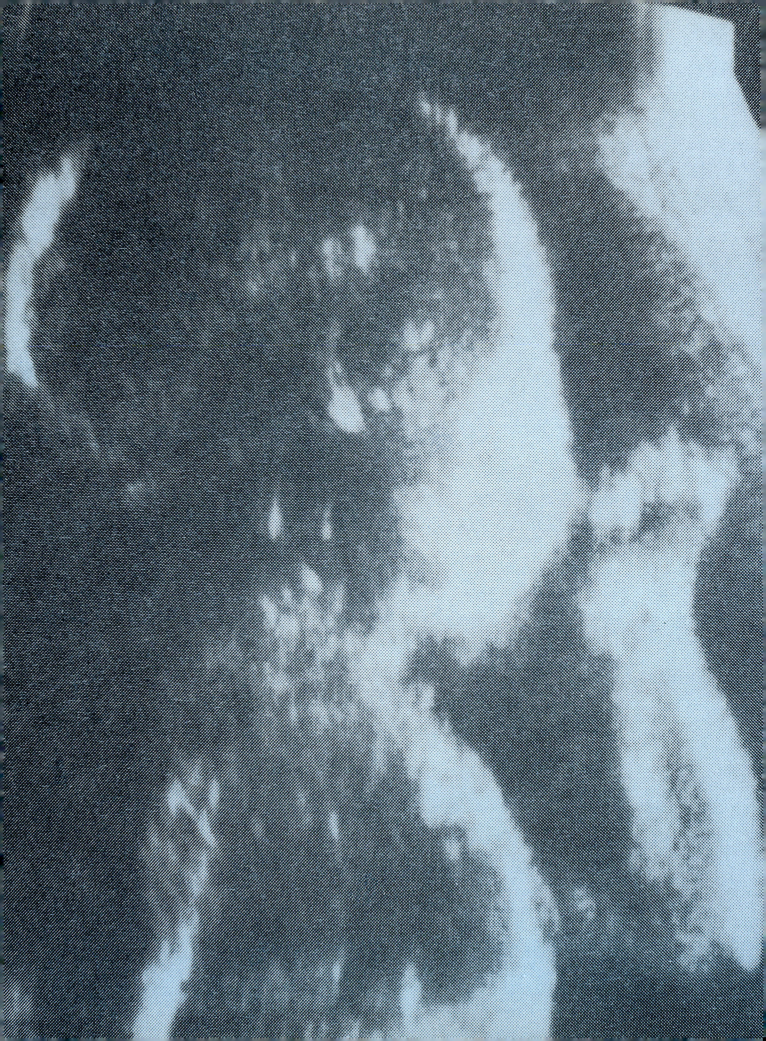

In diesen drei Monaten wird es dem Baby immer enger. So wird es allmählich auf den Auszug vorbereitet. Hier im siebten Monat kann es sich noch strecken und geschickt die Hand

Der siebte, achte und neunte Monat

zum Mund führen, wahrscheinlich um am Daumen zu lutschen. Die Augen sind offen, die Lider von Wimpern umkränzt, und oft bewegt es die Augen, als ob es versuchte, etwas zu sehen.

In aufrechter Haltung geht die Hand geschickt zum Mund. Ultraschallaufnahme aus dem siebten Monat.

Wie schon zuvor nimmt das Baby möglicherweise hin und wieder einen schwachen orangefarbenen Lichtschein wahr, wenn die Mutter in so hellem Licht steht, daß es durch die Bauchwand dringt. Möglicherweise sieht das Baby schattenhafte Silhouetten von den Dingen, die es im Uterus umgeben. Auf jeden Fall entwickeln sich seine Sinne und stellen sich auf seine Umgebung ein. Das Gehör ist schon ausgezeichnet, und das Baby wird zu einem hörenden Familienmitglied. Bei der Geburt kann es wahrscheinlich die Stimme seiner Mutter erkennen und wird sie allen anderen vorziehen, aber es schenkt auch anderen Menschen starke Aufmerksamkeit. Diese Aufmerksamkeit hilft dem Baby, die Fürsorge zu gewinnen, die es nach der Geburt braucht. Anderen zu gefallen und liebenswert zu erscheinen, wird für das Baby genauso wichtig sein wie die körperliche Bereitschaft für die Geburt. Es benötigt jede Menge Hilfe.

In den letzten Jahren ist uns bewußt geworden, wieviel Babys bereits wissen, wenn sie geboren werden. Einen großen Teil dieses Wissens eignen sie sich in den drei Monaten vor der Geburt an, wobei Lernen vor allem über das Gehör, die am genauesten untersuchte Sinnesfunktion, geschieht. Das Baby ist ständig von Geräuschen umgeben. Da ist das regelmäßige Klopfen des mütterlichen Herzens, das Schäumen ihres Verdauungsapparats, das Blut, das durch ihre großen Blutgefäße rauscht, und die pochende Nabelschnur – all diese Geräusche vernimmt das Baby, und alle zusammen ergeben eine ständige Klangkulisse. Man kann die Wirkung vielleicht mit dem Rauschen der Wellen an der Küste vergleichen, an das man sich so gewöhnen kann, daß es im Hintergrund verblaßt. Es wurde festgestellt, daß Babys im Mutterleib neben den inneren Hintergrundgeräuschen auch Menschen hören können, die sich in normaler Lautstärke unterhalten. Die Stimmen dringen durch die Bauchdecke der Mutter. Nicht Wort für Wort, aber einige Worte sind doch recht klar verständlich, und insgesamt nimmt das Baby den Rhythmus und die Melodie

DER SIEBTE, ACHTE UND NEUNTE MONAT

der Sprache auf. Wir wissen, daß es auch viele markante Geräusche in der näheren Umgebung wahrnimmt. Das Baby zeigt, daß es etwas gehört hat, indem es auf eine bestimmte Weise reagiert, was von einem Kontrollgerät registriert werden kann. Bei einem plötzlichen Geräusch bewegt es sich vielleicht auf einmal mehr, sein Herz schlägt schneller, sein Atemrhythmus ändert sich, oder seine Augenlider beginnen zu zucken.

Vor allem lernt das Baby die Stimme seiner Mutter kennen, weil es sie häufiger als jede andere hört und weil weibliche Stimmen gegenüber den inneren Hintergrundgeräuschen am besten wahrnehmbar sind. Jedesmal wenn die Mutter spricht, dringt ihre Stimme genauso stark nach innen in ihren Körper vor wie nach außen. Das Baby nimmt sie etwas gedämpft und verzerrt wahr, aber sie ist dennoch so hörbar wie eine Stimme bei einer schlechten Telefonverbindung.

In der ersten Stunde nach der Geburt können Babys zu erkennen geben, daß sie die Stimme ihrer Mutter schon zuvor wahrgenommen haben und sie mehr als jede andere Stimme mögen. Neugeborene sind fähig, an solchen Untersuchungen »mitzuarbeiten«, indem sie an einem Schnuller saugend bei einer Belohnung ihren Saugrhythmus ändern: In diesem Fall ist die Belohnung nicht die Nahrung, sondern ein Tonband, das die aufgezeichnete Stimme der eigenen Mutter abspielt. Bei dieser Untersuchung bot man Babys die Wahl zwischen zwei Tonbändern an. Das eine ließ eine freundliche Be-

Früh geboren im siebten Monat. An der Brust der Mutter zeigt das Frühchen, wie fähig ein Baby in diesem Alter bereits sein kann.

grüßung durch die Mutter vernehmen, auf dem anderen befanden sich dieselben lieben Worte, die jedoch von einer anderen Mutter stammten, die das eigene Baby ansprach. Durch eine Veränderung des Saugrhythmus konnten die Babys die Kanäle wechseln und selbst eines der beiden Tonbänder wählen. Es stellte sich heraus, daß die Babys die Aufnahme der eigenen Mutter stark bevorzugten. Dies beweist, daß sie eine weibliche Stimme von einer anderen unterscheiden können und die Stimme ihrer Mutter am liebsten hören.

Das Baby lernt nicht nur die Sprechweise seiner Mutter kennen, sondern nimmt auch die Merkmale der jeweiligen Landessprache auf. In Untersuchungen mit französischsprachigen Müttern stellte man fest, daß Babys gleich nach der Geburt nicht nur die Stimme der eigenen Mutter bevorzugen, sondern auch lieber ein französisches Tonband anstelle eines russischen hören. Diese Babys zeigten, daß sie gelernt hatten, den allgemeinen Klang einer Sprache von dem einer anderen zu unterscheiden; offenbar hatten sie bereits ein Gehör für ihre Muttersprache entwickelt. So waren sie gut vorbereitet auf die Sprache, die sie später verstehen und sprechen sollten.

Im letzten Monat vor der Geburt kann das Baby möglicherweise auch Musikpassagen oder oft gehörte, eingängige Texte erkennen. Die Psychologen, die diese Fähigkeit auf die Probe stellten, arbeiteten mit drei englischen Kindergeschichten: *The Cat in the Hat* (Die Katze im Hut), *The King, the Mice, and the Cheese* (Der König, die Mäuse und der Käse) sowie mit einer Geschichte, die die Wissenschaftler selbst erfunden hatten: *The Dog in the Fog* (Der Hund im Nebel). Vom siebten Schwangerschaftsmonat an lasen die Mütter, die an dieser Untersuchung teilnahmen, jeweils bestimmte Absätze aus nur einem der Bücher laut vor. Jede schwangere Mutter las die Geschichte mit normal lauter Stimme regelmäßig bis zum Tag der Geburt. Nach der Geburt zeigten die Babys, daß sie die Geschichten erkannten, wenn sie die Abschnitte aus dem gewählten Buch wieder hörten, indem sie besonders aufmerksam lauschten oder sehr ruhig wurden, wenn sie zuvor geweint hatten. Doch den ebenso eingängigen Geschichten, die man ihnen vor der Geburt nicht vorgelesen hatte, wurde diese Aufmerksamkeit nicht zuteil.

Auch können Babys Musik wiedererkennen, die sie vor der Geburt hören. Bei einer entsprechenden Untersuchung spielten schwangere Mütter wiederholt bestimmte Passagen aus dem Kinderklassiker *Peter und der Wolf* ab. Man wählte die Teile, in denen das Fagott den Hauptpart übernimmt, weil die klangliche Bandbreite dieses Instruments von einem Baby wahrscheinlich am klarsten wahrgenommen wird. Tatsächlich schien die Musik den Babys nach der Geburt vertraut zu sein, und sie schenkten ihr besondere Aufmerksamkeit. Dasselbe kann geschehen, wenn eine schwangere Mutter oft eine Melodie summt oder einem bestimmten Lied lauscht. Dies untersuchte man anhand der charakteristischen Titelmelodie der australischen Seifenoper *Neighbours*. Eine Gruppe schwangerer Mütter schaute sich die Serie regelmäßig an.

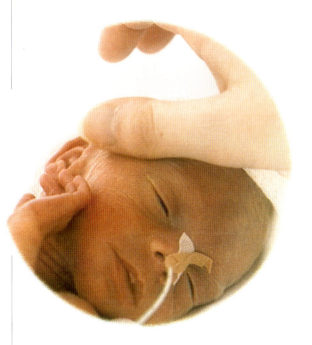

Im Brutkasten
Im achten Monat ist das Baby zart und weniger vital, als es im Mutterleib wäre.

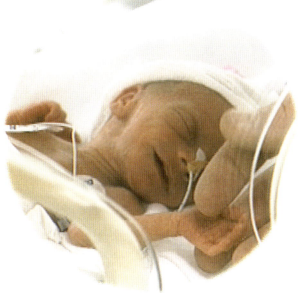

Ein schwaches Lächeln
Hand in Hand gedeiht das Baby unter der mütterlichen Zärtlichkeit.

Immer wenn die Babys nach ihrer Geburt die Titelmelodie vernahmen, wurden sie munter oder hörten auf zu weinen. Sie zeigten ein Verhalten, das man scherzhaft als »frühe Sucht nach Seifenopern« bezeichnete. Man hält es für möglich, daß sich der angenehme Entspannungszustand der Mutter, die diese Freizeitbeschäftigung genoß, auf das Baby übertrug. Daher mag es dieses Gefühl der Entspannung sowie der Charme der Melodie gewesen sein, die bei den Babys eine angenehme Assoziation hervorriefen.

Erkennen seines Stammes
Die Stimme der Mutter, ihre Wärme und vielleicht sogar der Geschmack in der Muttermilch sind dem Baby bereits vertraut.

Was die menschliche Sprache angeht, so werden Vokale am klarsten durch die Bauchdecke der Mutter übertragen. Das »Oh« und »Ah«, mit dem Erwachsene Neugeborene oft begrüßen, könnten daher willkommene Laute sein, da sie dem Baby bereits bekannt sind. Insgesamt scheint das vorgeburtliche Lernen dazu zu dienen, Neugeborenen das Erkennen ihrer Stammesgruppe zu ermöglichen. Dies hilft ihnen, sich nach der Geburt schon bald zu Hause zu fühlen, angepaßt an ihre Familie und die jeweilige Kultur und damit in der Lage, in diesem Kreis hilfreiche Freunde zu finden. Diese Vertrautheit mag sogar bis zu den Zutaten der häuslichen Küche reichen. So scheinen aromatische Gewürze wie Knoblauch oder Curry das Baby in der Gebärmutter entweder über die Nabelschnur oder das Fruchtwasser zu erreichen. Es gibt Hinweise darauf, daß Neugeborene die Muttermilch ohne jede Zutat mögen oder aber den Beigeschmack von Knoblauch und Gewürzen bevorzugen, je nachdem, wie sich ihre Mutter während der Schwangerschaft ernährt hat.

Vor der Geburt verfügen Babys über mehr Geschmacksknospen als später in ihrem Leben. Sie

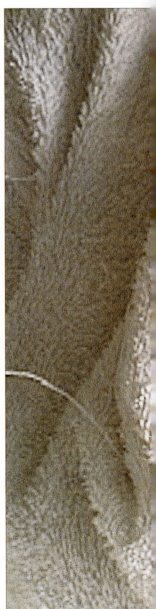

scheinen außerdem süße Speisen zu bevorzugen, wie im Rahmen einer ungewöhnlichen medizinischen Behandlung zweier Mütter in den dreißiger Jahren bewiesen wurde, als man bei den Frauen ein störendes Übermaß an Fruchtwasser reduzierte. Dazu wurde eine gesüßte Lösung in das Fruchtwasser injiziert, was die Babys mit Erfolg dazu brachte, das überschüssige Wasser zu trinken.

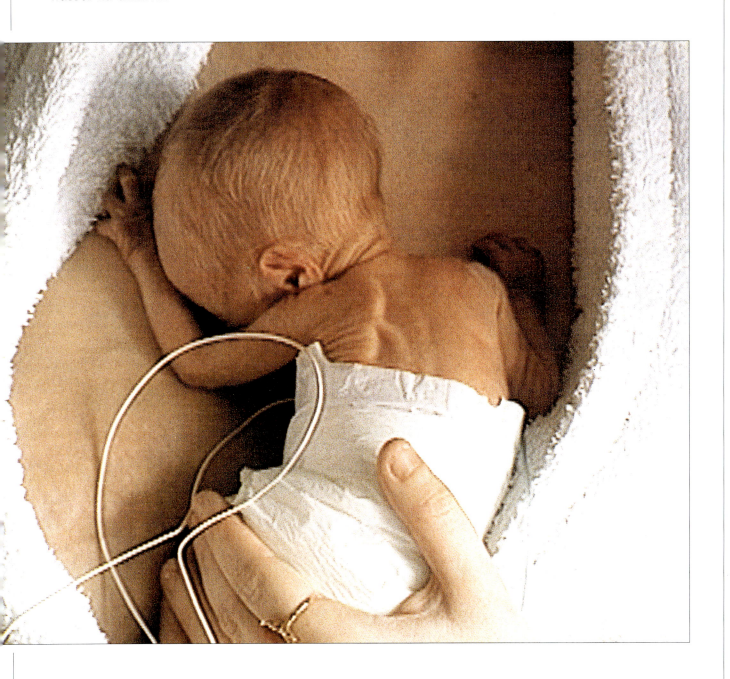

Im siebten Monat hat sich das Fruchtwasservolumen von einem Liter normalerweise um die Hälfte reduziert. Wie dies geschieht, ist immer noch ein Rätsel. Es handelt sich jedoch um eine notwendige Anpassung, da das heranwachsende Baby zusätzlichen Platz braucht. Gleichzeitig verliert es damit aber seine bisherige Freiheit, denn es kann nicht mehr im Fruchtwasser schweben und sich nicht mehr so frei wie zuvor bewegen. Für die Mutter hat die Reduzierung der polsternden Flüssigkeit zur Folge, daß sie die Bewegungen des Babys stärker spürt, und wenn man ihren bloßen Bauch betrachtet, kann man diese mit dem Auf und Ab der Bauchdecke verfolgen. Nimmt die Mutter ein warmes Bad, werden diese Aktivitäten unter Umständen stärker, so daß das Badewasser gar Wellen schlägt. Vielleicht wird das Baby dazu angeregt, weil sich das Wohlgefühl der Mutter auf es überträgt; man hält es sogar für möglich, daß es die Wärme des Wassers spürt. Wenn die Mutter durch die Erschütterung in ihrem Innern zum Lachen gebracht wird, wird das Baby durchgerüttelt, so daß sich die Bewegungen und damit die Wellen noch steigern.

Das kräftiger werdende Baby hat im Fall einer vorzeitigen Geburt immer bessere Überlebenschancen. Doch bis zu den letzten Wochen, wenn es im allgemeinen etwa 2200 bis 2500 Gramm wiegt, wäre es ohne medizinische Unterstützung noch nicht überlebensfähig. Es könnte Schwierigkeiten mit der Atmung haben, da die Lungen noch nicht voll zum richtigen Atmen ausgebildet sind. Wahrscheinlich müßte es über einen Schlauch ernährt werden und würde anfänglich abnehmen, obwohl es gerade jetzt eigentlich zunehmen müßte. Ein Frühgeborenes muß meist ständig in einem Brutkasten warmgehalten werden. Eine beson-

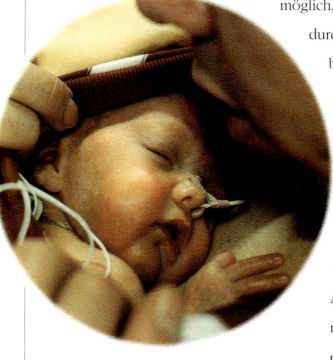

»Känguruh-Fürsorge«
Geborgen im Hemd seines Vaters, empfängt ein Frühgeborenes die Brutwärme, die es noch braucht.

ders angenehme Erfahrung für ein solches »Frühchen« ist es, wenn es – nach der »Känguruh«-Methode gekuschelt –, mit der notwendigen Wärme versorgt wird. Diese Aufgabe kann auch sehr gut vom Vater übernommen werden.

Babys, die sich zu diesem Zeitpunkt noch im Mutterleib befinden, sind viel kräftiger. Während das Nervensystem weiter heranreift, wird das tägliche Auf und Ab seiner Bewegungen bestimmter und regelmäßiger. Der relativ ruhige Morgen läßt sich nun eindeutiger von dem aktiveren Nachmittag und Abend unterscheiden. Die meßbare Herzfrequenz des Babys zeigt gemäß seinen Aktivitäten und Erfahrungen ebenfalls ein klareres Auf und Ab. Mit zunehmender Reife entwickelt sich ein Unterschied zwischen Schlafen und Wachen. Doch selbst im Schlaf liegt es nicht ruhig da. Das Baby dreht und wendet sich im Schlaf die meiste Zeit über, und auch seine Augen bewegen sich unter den geschlossenen Lidern. Dies ist die REM-Phase des Schlafs, bei dem die Augen unter den geschlossenen Lidern unruhig hin und her flackern. Alle Kinder und Erwachsene erleben diese Schlafphase ebenfalls, die normalerweise von Träumen begleitet wird. Wer weiß – vielleicht träumt auch das Baby von Geräuschen, von irgend einem Geschmack, von Freuden und möglicherweise sogar von Ängsten.

Schlafen und Wachen werden gegen Ende des achten Monats differenzierter. Es lassen sich vier bestimmte Verhaltenszustände erkennen, und diese werden im Verhalten des Babys in den Wochen nach der Geburt immer noch eine Rolle spielen. Im Schlaf herrscht der aktive REM-Zustand weiterhin vor. In den kürzeren Perioden des ruhigen Schlafs bewegt sich das Baby nicht – auch seine Augen bleiben ruhig. Wenn das Baby aufwacht, öffnet es die Augen; dabei ist es entweder aktiv oder liegt fast reglos und ruhig da. Dieses ruhige Wachen ist der aufmerksamste Zustand, in dem es am besten lernt. Die aktive wache Zeit ist der sportlichen Betätigung vorbehalten – das Baby strampelt und dreht sich, soweit der beengte Platz dies noch zuläßt. Bei der

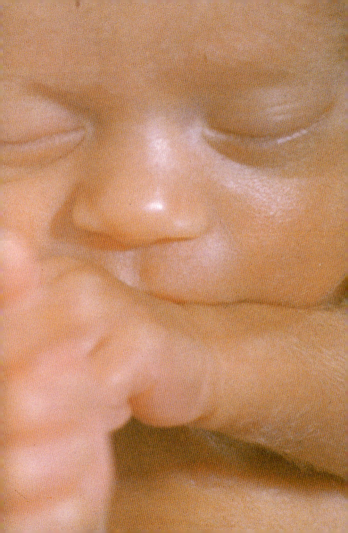

Geburt wird nur noch eine weitere Verhaltensform hinzukommen: das Schreien – obwohl es vielleicht nicht das erste Mal ist, daß das Baby Grund zur Klage hätte.

In Vorbereitung auf die Geburt nimmt das Baby jetzt den größten Teil seines Gewichts zu. Das Geburtsgewicht von Jungen beträgt im Durchschnitt etwa acht Pfund, das von Mädchen ungefähr sieben Pfund. Der größte Teil dieses Gewichts wird in den letzten drei Monaten zugelegt. Zu Beginn des siebten Monats wiegt das Baby knapp zwei Pfund. Im siebten Monat nimmt es schnell 900 Gramm zu und weitere 900 Gramm im achten Monat. Im neunten Monat beträgt die Zunahme wahrscheinlich nur noch knapp ein Pfund, weil das Baby von der allmählich alternden Plazenta im Vorfeld der Geburt weniger Nahrung erhält. Ein wesentlicher Teil der Gewichtszunahme – etwa ein Pfund – schlägt sich in einer Fettschicht nieder, die das Baby warm halten wird. Dieses Fett läßt das Baby in unseren Augen auch attraktiver erscheinen, da sein Körper rundlicher aussieht. Das Gesicht wird voller und pausbäckiger, die starke Saugmuskulatur weiter gekräftigt. Diese leistungsfähigen Wangen sind ein herausragendes Merkmal des hübschen Babygesichts.

Pausbacken
Im neunten Monat bekommt es sein rundliches Babygesicht.

Eines der nützlichsten Abschiedsgeschenke, die das Baby in den letzten Schwangerschaftsmonaten von seiner Mutter erhält, sind eine Reihe von Substanzen, die Krankheiten bekämpfen. Dabei handelt es sich um große Eiweißmoleküle, die man als Antikörper bezeichnet. Sie werden von der Plazenta aus dem Blutkreislauf der Mutter aufgenommen und an das Baby weitergegeben. Einige Antikörper der Mutter können auch in das Fruchtwasser gelangen und erreichen das Baby, indem es die Flüssigkeit trinkt.

Antikörper sind für all jene Krankheiten verfügbar, gegenüber denen die Mutter im Verlauf ihres Lebens immun geworden ist. Dazu gehören Masern, Mumps, Windpocken, Keuchhusten, Scharlach, Grippe, ganz gewöhnliche Erkältungen und unzählige starke und schwache Infektionen. Wenn die

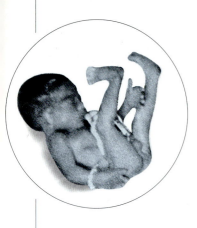

Mutter wirksam gegen Kinderlähmung oder Pocken geimpft wurde, werden die Antikörper gegen diese Krankheiten ebenfalls weitergegeben. Der Schutz, den das Baby damit genießt, ist gut, aber nicht vollkommen, und er hält nur etwa sechs Monate an. Damit hilft er dem Neugeborenen über die Zeit hinweg, bis sein eigenes Immunsystem leistungsfähig ist. Die Muttermilch enthält ebenfalls Antikörper, die die Widerstandskraft des Babys steigern.

Das Baby bestimmt den Tag seiner Geburt mit. Obwohl man Wehen künstlich einleiten kann, ist der normale Prozeß anders und so komplex, daß wir ihn noch immer nicht ganz verstehen. Es scheint klar, daß in dem natürlichen Ablauf einige biochemische, hormonelle Signale von dem Baby ausgehen, wenn es eine bestimmte Reifestufe erreicht hat. Diese Substanzen des Babys tragen dazu bei, daß die Funktionen der Plazenta heruntergefahren werden, was zu einer Kette von hormonellen Reaktionen führt. Diese stellen den Auslöser für den großen Umbruch der Geburt dar. Jetzt ist es an der Zeit auszuziehen.

Das Baby hat vielleicht einen Monat oder möglicherweise auch erst einige Tage zuvor aus eigenem Antrieb seine Geburtsposition eingenommen. Die meisten Babys, etwa neunzig Prozent, liegen mit dem Kopf nach unten, was den leichtesten Geburtsweg darstellt. Es ist ideal, wenn sich der Kopf am Ausgang befindet und das Gesäß sowie die gekreuzten Beine von der breiten oberen Rundung der Gebärmutter aufgenommen werden. Das Baby kann sich nun nicht mehr viel bewegen. Vielleicht nimmt es diese Position ein, weil es über den Reflex verfügt, kleine Schrittbewegungen zu machen und sich mit den Füßen abzustoßen, wenn die Sohlen Kontakt zu einer festen Oberfläche haben. In der Enge des Mutterleibes kommen die Füße wahrscheinlich immer wieder mit der Gebärmutterwand in Berührung, so daß diese Schrittbewegungen ausge-

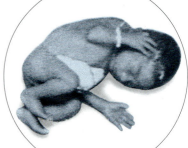

Der siebte, achte und neunte Monat

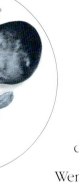

löst werden. Aber eines Tages wird das Baby für solche »schrittweise« Veränderungen seiner Lage zu groß, und sein Kopf gerät vielleicht endgültig in den Muttermund, die Öffnung des Geburtskanals. Wenn das Baby die Geburtsposition eingenommen hat und seine Körpermasse nach unten sinkt, wird die Mutter dies wahrscheinlich als Gefühl der Erleichterung empfinden.

Akrobatik
Ein Frühgeborenes demonstriert, was jedes Baby in der Enge seiner vorgeburtlichen Umgebung vielleicht probiert, so daß es manchmal in eine ungünstige Geburtslage gerät.

Einige Babys nehmen andere Positionen ein, die zuweilen recht ungünstig sind. Sie können mit dem Gesäß im Ausgang festsitzen, so daß es zu einer Steißgeburt kommt; sie können aber auch wie ein Klappmesser mit geraden Beinen oder mit nach hinten gebeugtem Rücken und Kopf daliegen. Um den Geburtsverlauf zu erleichtern, kann man das Baby mit Hilfe verschiedener traditioneller Strategien aus seiner wenig wünschenswerten Positionen locken. Man kann eine Drehung auch durch einen unmittelbaren medizinischen Eingriff durchführen. Doch möglicherweise beharrt das Baby auf seiner Position und nimmt sie anschließend wieder ein.

Wenn das Baby seine Ausgangsposition für die Geburt gefunden hat, befindet es sich genau an dem Ort, wo die Samenzelle neun Monate zuvor eingetreten ist, um die mütterliche Eizelle zu befruchten. Der Lebensfunke hat zur Entstehung von vielen hundert Millionen Zellen geführt. Zusammen wiegen sie etwa zwei Milliarden mal soviel wie die befruchtete Eizelle. So unermeßlich groß diese Zahlen auch erscheinen mögen, können sie dennoch nicht die ungeheure Umwandlung der einen Zelle in den kleinen Menschen beschreiben, der bald geboren wird.

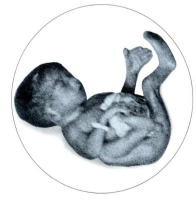

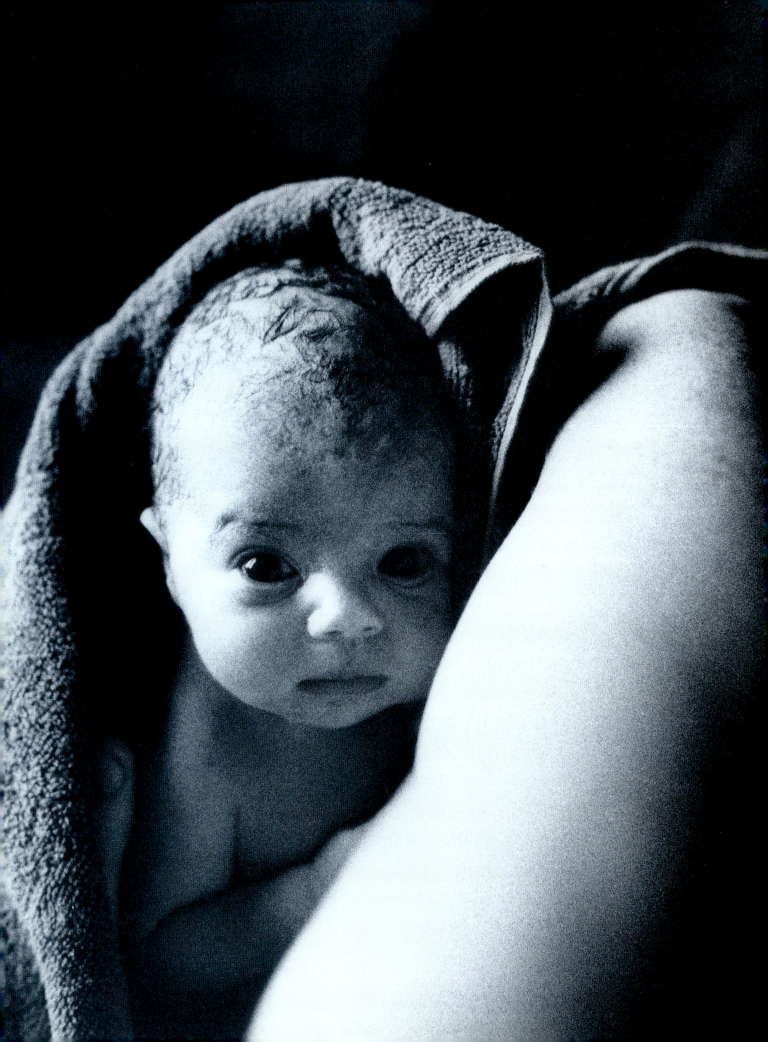

Die Geburt kann für das Baby ein großes Erlebnis sein. Sie ist anstrengend, aber gleichzeitig so stimulierend, daß das Baby, hier ein kleines Mädchen, einige Minuten nach der Geburt hellwach ist.

Der Tag der Geburt

... nicht mehr entspringen Freuden nur dem Born der Plazenta und der Knotenschnur.
OLIVER WENDELL HOLMES

Soeben geboren und hellwach.

Noch naß, wird es von den Armen seiner Mutter empfangen und nimmt mit weit geöffneten Augen diejenige wahr, deren Stimme es schon so gut kennt.

Man kann sich all die neuen Empfindungen vorstellen, von denen das Baby im Augenblick seiner Geburt überflutet wird: das überraschend helle Licht, die neuen Anblicke; bekannte Geräusche und neue Töne; die kühle Luft nach einer Temperatur von fast 38° Celsius, die es gerade hinter sich gelassen hat, Luft, die in seine Nase eindringt; die Wirkung der Schwerkraft, die plötzliche Ungeschicklichkeit des eigenen Körpers; und der weite Raum um es herum. Daneben spielen sich auch große Veränderungen im eigenen Körper ab, wenn sich die Lungen mit Luft füllen und der Blutkreislauf nun, von der Nabelschnur unabhängig, einen neuen Weg nimmt. Sein Herz schlägt möglicherweise recht schnell, und das Neugeborene mag insgesamt von den Auswirkungen der Geburt erregt sein. Die Flut dieser neuen Eindrücke führt dazu, daß es den größten Teil seiner ersten Lebensstunde in der Welt draußen wach und besonders aufmerksam erlebt.

Die Geburt setzt normalerweise in der Nacht ein. Der Körper der Mutter reagiert auf die Stunden der Dunkelheit, das heißt eine physiologische Reaktion scheint die Nacht für die Tätigkeit der Uterusmuskeln zu prädestinieren, so daß sie meist um diese Zeit mit ihrer Arbeit beginnen.

Wenn die Wehen dann einsetzen, lassen sich zwei Stadien unterscheiden. In der ersten und längsten Phase bleibt das Baby an Ort und Stelle. In diesem Stadium öffnet sich der enge Muttermund, durch den das mikroskopisch kleine Sperma hineingelangt war, so daß das Baby den Mutterleib verlassen kann. Meist läuft dieser Vorgang langsam und stetig über viele Stunden hinweg ab. Das Baby wirkt dabei wie ein Keil, der den Ausgang auf die erforderliche Größe dehnt. Die Kraft hinter dem Baby wird von den starken Muskeln im oberen Bereich der Gebärmutter ausgelöst. Sie üben einen Druck nach unten aus, der sich langsam steigert, bis er schließlich mit jeder Kontraktion etwa fünfzig Pfund beträgt. Das Baby kann dabei vielleicht ein wenig mithelfen, indem es sich im oberen Uterusbereich abstößt.

Die Mutter wird den Geburtsvorgang vor allem durch Entspannung unterstützen können – allerdings nicht in der typischen Rückenlage, sondern indem sie beweglich bleibt, so daß dieser Prozeß auf natürliche Weise durch die Schwerkraft gefördert wird. Wenn sich der Ausgang aus irgendeinem Grund nicht weit genug öffnet, ist der einzige Weg ein Kaiserschnitt, der zwar sehr viel schneller vonstatten geht, aber für das Baby nicht leichter ist als eine normale Geburt. Neugeborene sind nach dem langsameren Prozeß einer unkomplizierten Geburt fitter und lebhafter, und die Massage durch die Kontraktionen kann eine positive Wirkung haben.

Bei einer normalen Geburt wird gewöhnlich der Kopf des Babys die führende Rolle übernehmen. Der Kopf weist im Vergleich zum übrigen Körper den größten Durchmesser auf. Wenn er den Geburtskanal passiert hat, kann der Rest leicht nachfolgen. Für diese Wegbahnung besitzt der Kopf mit seinen fünf noch nicht zusammengewachsenen Schädelplatten die nötige Anpassungsfähigkeit. Die Lücken zwischen den Schädelplatten werden als *Fontanellen* oder »kleine Fontänen« bezeichnet. Es sind jene pulsierenden weichen Stellen, die man auf dem Kopf eines jeden Neugeborenen ertasten kann. Die Fontanellen ermöglichen ein Zusammenrücken der Schädelplatten. Dabei überlappen sie sich manchmal sogar, so daß der Kopfumfang im Verlauf der Geburt bis um 2,5 Zentimeter verringert werden kann. Auf diese Weise kann sich der runde Kopf zeitweise länglich verformen und sich so dem Geburtskanal anpassen. Das Gleiten des Köpfchens durch den Muttermund läßt sich mit dem Anziehen

Kopf nach der Geburt
Seine längliche Verformung erinnert an die Reise durch den Geburtskanal. Bald wird sich der Kopf wieder runden.

eines Rollkragenpullovers vergleichen, dessen Halsöffnung sich nur so weit dehnen kann, wie es der Größe des umgebenden Knochenkreises des mütterlichen Beckens entspricht. Ist dieses Hindernis überwunden, kann das Baby die Gebärmutter verlassen. Dies ist der Übergang zur zweiten Phase.

Im zweiten Stadium der Geburt muß das Baby durch den engen Geburtskanal gelangen und dabei eine Strecke von etwa zehn Zentimetern zurücklegen. Wenn nicht schon vorher, platzt die Fruchtblase normalerweise während der Wehen, so daß das Baby entweder von einem Schwall Fruchtwasser oder einem bloßen Rinnsal umspült wird, was zusammen mit der glitschigen Käseschmiere seinen Weg ebnet.

Die Reise durch den Geburtskanal kann ein bis zwei Stunden, problemlos aber auch länger dauern. Manchmal wird sie auch in der Rekordzeit von nur zehn bis zwanzig Minuten zurückgelegt. Schnell oder langsam – das Baby ist nicht bloß ein schwerfälliges Bündel, in dem ein kleines Herz pocht. Es kann sich im engen »Tunnel« ein bißchen winden und schlängeln und stößt sich wahrscheinlich weiterhin mit den Füßen ab; es verfügt über Reflexe, die alle darauf hinarbeiten, sich weiterzubewegen. Hin und wieder macht es auch die schon vorher oft geübten Atembewegungen, die ihm bald zunutze kommen werden, wenn es schließlich mit der Atemluft konfrontiert wird. Schließlich kommt es an. Der Kopf tritt aus. Man bezeichnet diesen Augenblick als »Krönung«, und es ist in der Tat der ruhmvolle Augenblick einer sicheren Ankunft, obwohl die Augen des Babys geschlossen sind, sein Gesicht plattgedrückt ist und aus seiner Nase Flüssigkeit tropft. Möglicherweise beginnt es jetzt, leise zu wimmern, oder es macht langsam die ersten Atemzüge und öffnet die Augen, bevor der Rest des Körpers geboren ist und bevor sich zeigt, ob es ein Mädchen oder ein Junge ist.

Der Geburtsschrei ist kurz, leise und angenehm und zaubert normalerweise ein Lächeln auf das Gesicht derer, die ihn hören. Wenn das Baby zärtlich in

Empfang genommen wird, ist es friedlich und verspürt nach seiner anstrengenden Reise vielleicht Erleichterung. Wenn ihm kühl ist, kann es uns dies nicht zeigen, weil es noch nicht die Fähigkeit hat zu frösteln. Es ist darauf angewiesen, daß ihm zusätzlich Wärme zuteil wird. Kräftiges Schreien bedeutet, daß es sich nicht wohl fühlt. Tränen kann es jedoch noch nicht weinen. Der leise Geburtsschrei klingt anders als alles übrige Schreien und ist bei jedem Baby so individuell, daß Tonbandaufnahmen davon zeigen, daß so aufgezeichnete »Schreimuster« ebenso unverwechselbar sind wie Finger- und Fußabdrücke. Nach der bescheidenen stimmlichen Verkündung seiner Ankunft beginnt das Baby, sich umzusehen – vorausgesetzt, es fühlt sich wohl und das Licht ist angenehm gedämpft.

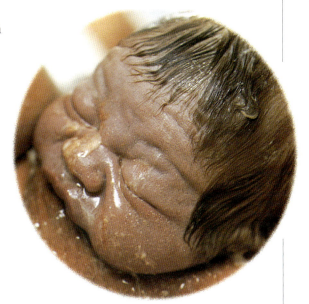

Die Krönung
Das Baby taucht wie ein Schwimmer aus dem Kanal auf. Sein Gesicht wirkt zerquetscht, und aus seiner Nase tropft Flüssigkeit.

Wenn es um sich blickt, können sich die Augen zusammen bewegen, doch hin und wieder fehlt es noch an Koordination, so daß sie in unterschiedliche Richtungen schauen und das Baby gelegentlich nach innen oder außen schielt. Das System muß noch feiner abgestimmt werden. Das Baby kann Dinge am besten in einer Entfernung sehen und erkennen, die der halben Armlänge eines Erwachsenen entspricht. Dies kommt seinen Bedürfnissen entgegen, da es genau in dieser Entfernung oft das vorfindet, was es besonders interessiert: das menschliche Gesicht. Sein starkes Interesse an Gesichtern ist auf seine genetische Ausstattung zurückzuführen. Jedes Gesicht, selbst in gezeichneter Form, erregt sein Interesse und zieht seine Aufmerksamkeit auf sich. Wenn sich das Gesicht zur Seite bewegt, wird das Baby wahrscheinlich den Kopf drehen, um es weiter zu beobachten. Es folgt Bewegungen gerne mit den Augen, solange es dies noch nicht mit den Beinen kann. Es mag Stimmen, und wenn eine Stimme ertönt, kann es die Richtung erkennen und versucht normalerweise, sich ihr langsam und zögernd zuzuwenden. Alles

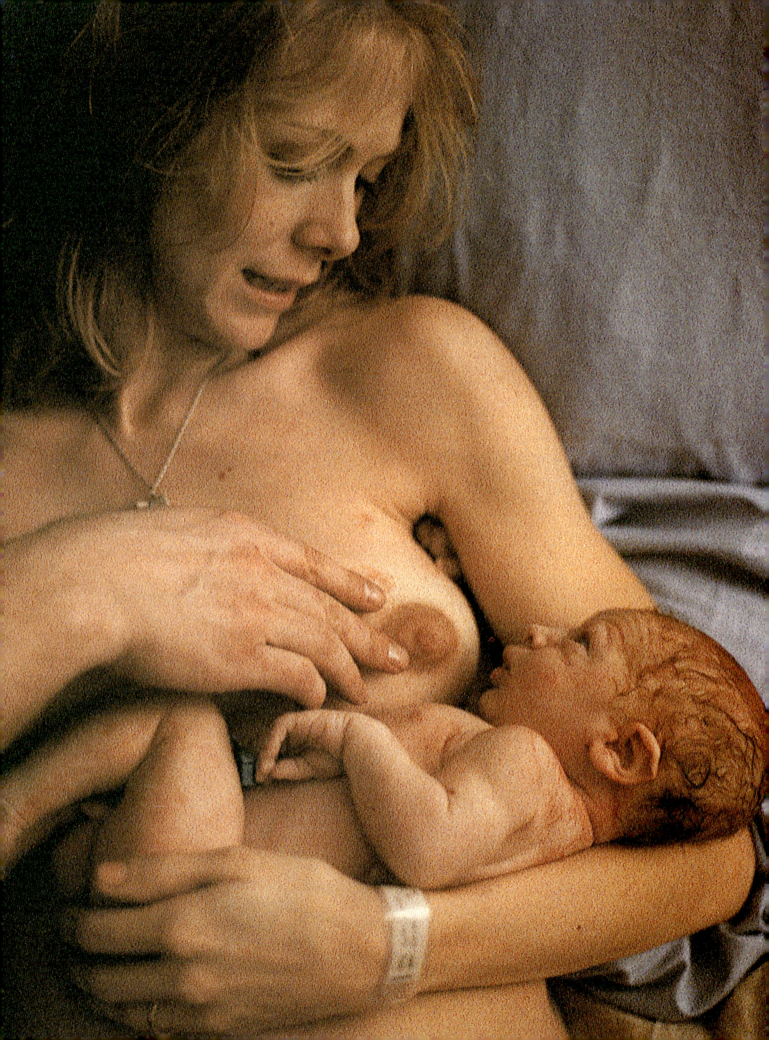

braucht Zeit und Geduld. Die Reaktionen des Neugeborenen sind flüchtig und oft so fein, daß sie sehr vage scheinen. Eindeutige Reaktionen auf seine Umwelt treten erst später zutage. Wenn es sich freut, wird es lächeln – ein bescheiden unsicheres und leicht zu übersehendes Lächeln. Das Baby ist ein geselliges Wesen; es mag andere Menschen und braucht sie.

Wenn ihm seine Umgebung mit Wärme begegnet, wird seine Kontaktfähigkeit erblühen. Die Menschen, in denen es wahrscheinlich die wärmsten Gefühle wachruft, sind seine Eltern, so daß ein Dialog beginnen kann, durch den gegenseitige Gefühle geweckt werden. Bei solcher Belohnung übernehmen Väter, Mütter und auch andere Menschen gerne die Fürsorge für das Baby. Die Natur verläßt sich nicht auf Bücher, die Eltern erklären, daß man sich um ein Neugeborenes kümmern muß; das Baby selbst löst in uns den Wunsch aus, es zu umsorgen. Es ist für das Baby sehr förderlich, gefüttert, gewiegt, getragen und warm gehalten zu werden. Mehr als das – es zieht großen Gewinn daraus, weil es von den Menschen lernt, indem es ihnen so starke Aufmerksamkeit schenkt. Seine körperliche Hilflosigkeit kann für seine soziale Entwicklung Vorteile haben, da es auf diese Weise in engen Kontakt mit anderen Menschen kommt.

Wenn die Eltern ihr Baby betrachten, werden sie sein Gesicht wahrscheinlich als angenehm rund empfinden. Die Wangen sind füllig, weil das Baby über eine gut entwickelte und überaus wichtige Saugmuskulatur verfügt. Vielleicht befinden sich Kratzspuren auf dem Gesicht, wenn seine Fingernägel schon recht lang sind, was oft der Fall ist. Diese Kratzspuren sind ein Zeichen für die vorgeburtliche Gewohnheit, das eigene Gesicht zu berühren und zu streicheln. Das Baby hat einen festen Griff und die liebenswerte Fähigkeit, sich festzuklammern, wenn man ihm einen Finger anbietet. Durch einen Reflex schließt es auch die Hand, wenn man seine Handfläche berührt. Es ist wunderbar, seine Hände zu betrachten. Sie sind so klein und dennoch

Die ideale Position, um das Gesicht der Mutter anzuschauen, ihrer Stimme zu lauschen oder zu trinken.

völlig ausgeformt und »erwachsen«; und so anmutig in ihren Bewegungen, wenn das Baby sie ausstreckt, öffnet und schließt, die Finger spreizt oder etwas berührt.

»Es klappt!« ist ein häufiger Kommentar sehr bald nach der Geburt, wenn das Baby zum erstenmal uriniert. Dieses Ereignis wirkt bei Jungen etwas dramatischer als bei Mädchen. Sowohl der Hodensack beim Jungen als auch die Vulva beim Mädchen sind bei der Geburt überraschend groß. Dies ist auf die

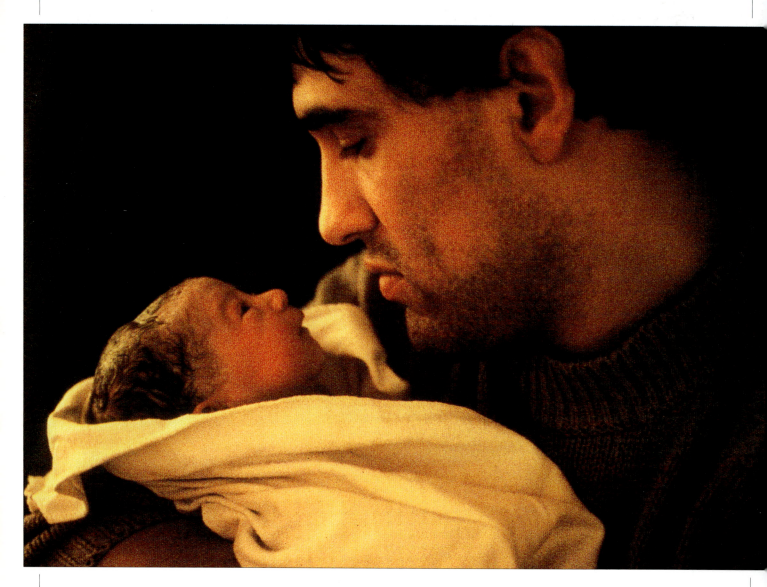

Vater und Kind in inniger Versunkenheit – bei gedämpftem Licht.

Schwangerschaftshormone zurückzuführen, die ja auch an das Baby weitergegeben wurden, aber es ist ein vorübergehender Zustand. Das gilt auch für die Brust des Babys. Die Hormone, die die Milchproduktion der Mutter angeregt haben, sind auch zu dem Baby vorgedrungen und haben seine Brust ebenfalls stimuliert. Daher haben sowohl Jungen als auch Mädchen in den ersten Tagen nach der Geburt einige Tropfen Milch in der Brust. Diese sogenannte »Hexenmilch« tropft vielleicht sogar aus der Brustwarze des Neuge-

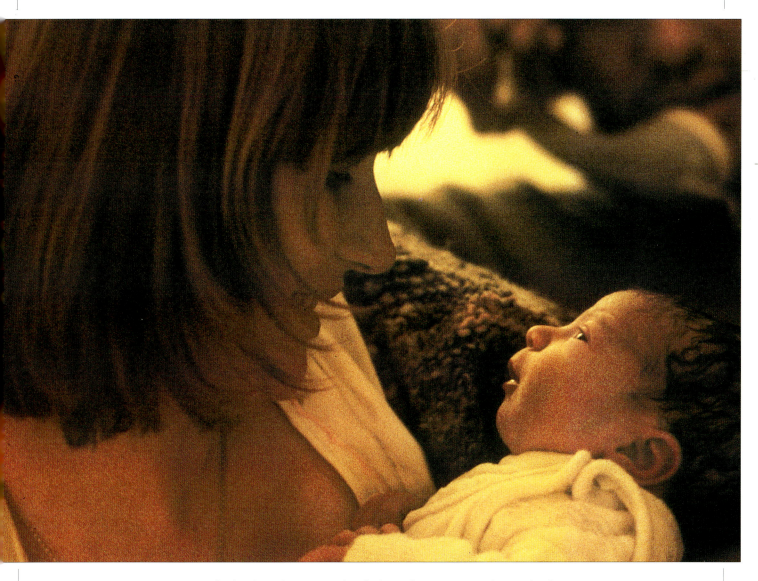

Die mütterliche Begrüßung findet ihr Echo im Ausdruck des Babys – ein sozialer Dialog beginnt.

Ein Kind kommt in die Welt

borenen. Auf diese Weise produzieren also selbst Jungen einmal in ihrem Leben Milch.

Bei diesen Erscheinungen handelt es sich um kurzlebige Verbindungen zu dem Leben vor der Geburt, ebenso wie bei den Resten der Käseschmiere und vielleicht auch bei dem Lanugo-Flaum, der sich noch auf Rücken, Schultern und Stirn befinden kann. Nase, Hals und Ohren des Babys sind möglicherweise mit Flüssigkeit und Schleim verstopft. Das Baby hustet, niest und schnieft. Ab und zu legt es beim Atmen vielleicht eine kurze Pause ein und atmet dann schneller weiter, womit die Unterbrechung wettgemacht wird. Bisher mußte es ja noch nie atmen, um an Sauerstoff zu gelangen.

Die Versorgung über die Nabelschnur hört sehr bald auf, nachdem diese mit Luft in Kontakt gekommen ist. Eine gallertartige Substanz innerhalb der Nabelschnur schwillt an und unterbricht den Kreislauf. Durchtrennte man sie nicht, so würde sie vertrocknen und nach ein paar Tagen abfallen. Für diese neue, gesellige Lebensphase braucht das Baby Freiheit. Seine aufmerksame Wachsamkeit direkt nach der Geburt hat dem Neugeborenen die beste Chance für die nächste Stufe seines Lebens gegeben. Es konnte sich dabei nämlich von seiner besten Seite zeigen. Nachdem die erste Erregung abgeklungen ist, überkommt das Baby Müdigkeit, und es wird in einen langen, tiefen Schlaf fallen. Erst nach mehreren Tagen ist es wieder so aufmerksam wie in dieser ersten Stunde. Doch jetzt kann es ruhig seine Augen schließen. Dieses Baby wird wohl kaum vernachlässigt werden.

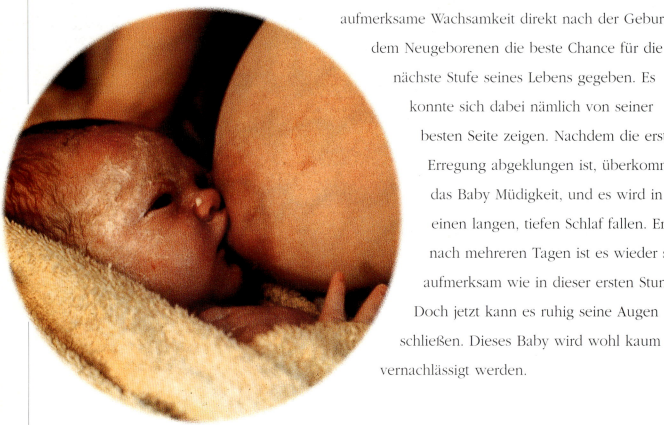

Angekommen!
Mit Käseschmiere auf dem Gesicht, geschickt und fähig, die Brust zu probieren, und mit der Gabe ausgestattet, die fürsorgliche Aufmerksamkeit der Eltern zu gewinnen.

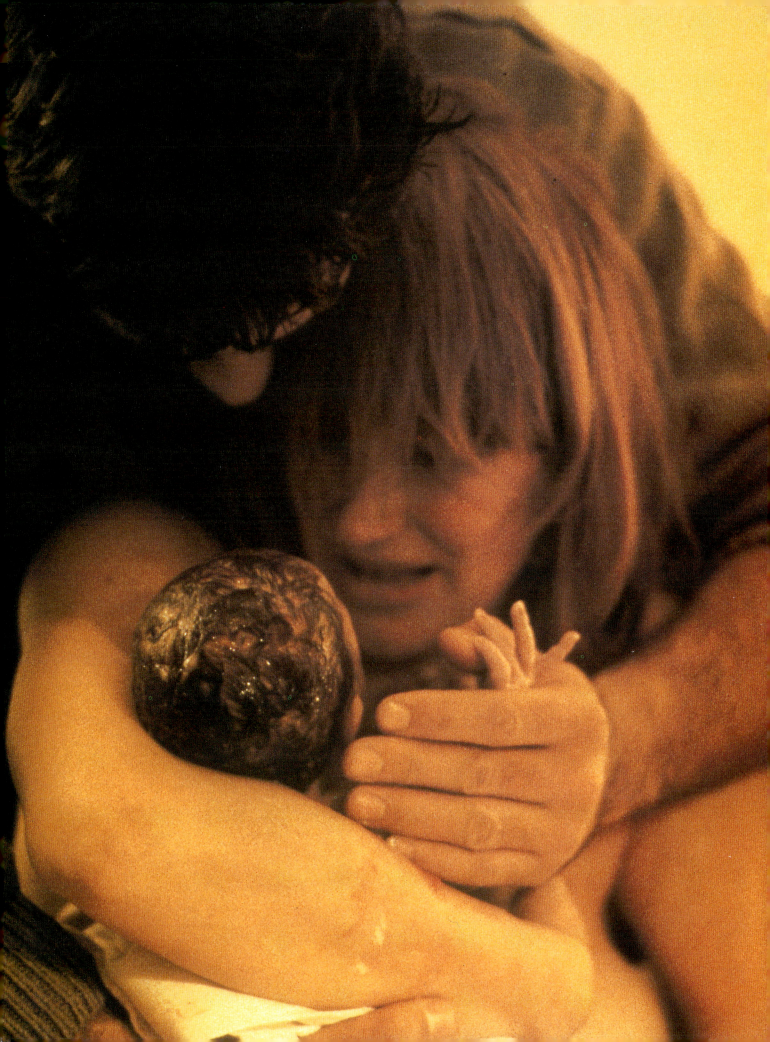

Quellenhinweise

ZUM THEMA ALLGEMEIN
ENGLAND, M. A., 1990: A Colour Atlas of Life Before Birth: normal fetal development. *Wolfe Medical Publns, London.*
GILBERT, S. F., 1991: Developmental Biology, 3. Aufl., *Sinauer, Sunderland MA, S. 66–154.*
MOORE, K. L./PERSAUD, T. V. N., 1993: The Developing Human: clinically oriented embryology, 5. Aufl., *W. B. Saunders, Philadelphia, S. 29–112.*

DER ERSTE TAG
Sperma
ABRAMOVICZ, J. S./ARCHER, D. E., 1990: Uterine endometrial peristalsis a transvaginal ultrasound study. *Fertility & Sterility 54: 451–454.*
AITKEN, R. J.: Persönliches Gespräch
AITKEN, R. J., 1990: Evaluation of human sperm function. *Brit. Med. Bulltn. 46: 654–674.*
AITKEN, R. J., 1988: Assessment of sperm function for IVF. *Human Reprodn. 3: 89–95.*
BAKER, R. R./BELLIS, M. A., 1988: »Kamikaze« sperm in mammals? *Animal Behaviour 36: 936–939.*
BROMHALL, D.: Persönliches Gespräch.
BROWN, R. L., 1944: Rate of transport of spermia in the human uterus and tubes. *Am. J. Obstet. & Gynecol. 47: 407–411.*
MORALES, P., et al, 1988: Changes in human sperm motion during capacitation in vitro. *J. Reprodn. & Fertility 83: 119–128.*
SETTLAGE, D. S. F., et al, 1973: Sperm transport from the external cervical os to the fallopian tubes in women: a time and quantitation study. *Fertility & Sterility 24: 655–661.*

Eizelle
AITKEN, J., 1991: Do sperm find eggs attractive? *Nature 351: 19–20.*
HÄGGSTRÖM, P., 1921: Zahlenmäßige Analyse der Ovarien eines 22jährigen gesunden Weibes. Zitiert in: *Greenhill, J. P., 1960: Obstetrics. 12. Aufl., W. B. Saunders, Philadelphia. S. 5.*
MAKABE, S./MOTTA, P. M., 1982: Fetal Ovary. In: *Hafez, E. S. E./Kennemans, P. (Hrg.): Atlas of Human Reproduction by Scanning Electron Microscopy: MTP Press, Boston. S. 129–134.*
RALT, D., et al, 1991: Sperm attraction to a follicular factor(s) correlates with human egg fertilizability. *Proc. Natl. Acad. Sci. USA 88: 2840–2844.*
SUNDSTRÖM, P., 1982: Interaction between spermatozoa and ovum in vitro. In: *Hafez, E. S. E./Kennemans, P. (Hrg.): Atlas of Human Reproduction. S. 225–230.*

Befruchtung
DALE, B., 1991: Mechanisms of fertilization: plants to humans. In: *Neuhoff, V./Friend, J. (Hrg.), Cell to Cell Signals in Plants and Animals, NATO ASI Series, Bd. H51, Springer, Berlin, S. 83–90.*
EPEL, D., 1977: The program of fertilization. *Sci. Am., November: 128–138.*
ROBERTSON, L., et al, 1988: Temporal changes in motility parameters related to acrosomal status: identification and characterization of populations of hyperactivated human sperm. *Biol. of Reprodn. 39: 797–805.*
STOCK, C. E./FRASER, L. R., 1987: The acrosome reaction in human sperm from men of proven fertility. *Human Reprodn. 2: 109–119.*
WASSARMAN, P. M., 1988: Fertilization in mammals. *Sci. Am., Dezember: 52–58.*
PLACHOT, M./MANDELBAUM, J., 1990: Oocyte maturation, fertilization and embryonic growth in vitro. *Brit. Med. Bulltn. 46: 675–694.*

Muttermundschleim
CHRÉTIEN, F. C., 1982: Sperm cell-cervical mucus interaction. In: *Hafez, E. S. E./Kennemans, P. (Hrg.): Atlas of Human Reproduction, MTP Press, Boston, S. 219–222.*
DAUNTER, B./LUTJEN, P., 1982: Cervical mucus. In: *Hafez, E. S. E./Kennemans, P. (Hrg.): Atlas of Human Reproduction, S. 55–59.*
YUDIN, A. I., et al, 1989: Human cervical mucus and its interaction with sperm: a fine-structural view. *Biol. of Reprodn. 40: 661–671.*

DIE ERSTE WOCHE
Morula und Blastozyste
HARTSHORNE, G. M./EDWARDS, R. G. [in Vorbereitung]: Early embryo development. In: *Adashi, E. Y., et al (Hrg.): Reproductive Endocrinology, Surgery and Technology, Raven Press, New York, S. 435–450.*
BRAUDE, P., et al, 1988: Human gene expression first occurs between the four- and eight-cell stages of preimplantation development. *Nature 332: 459–461.*
DALE, B., et al, 1991: Intercellular communication in the early human embryo. *Molecular Reprodn. & Devpmt. 29: 22–28.*
DOKRAS, A., 1992: Human trophectoderm biopsy and its application. Doktorarbeit, *Oxford University.*
FULTON, A. B., 1993: Small Wonder. *The Sciences, Mai/Juni 21–25.*
GLOVER, D. M., et al, 1993: The Centrosome. *Sci. Am., Juni: 62–68.*
HANDYSIDE, A. H., 1990: Preimplantation diagnosis by DNA amplification. In: *Chapman, M., et al (Hrg.): The Embryo: normal and abnormal development and growth, Springer, London, S. 81–90.*
PLACHOT, M./MANDELBAUM, J., 1990: Oocyte maturation, fertilization and embryonic growth in vitro. *Brit. Med. Bulltn. 46: 675–694.*
SATHANANTHAN, A. H., et al, 1982: Ultrastructural evaluation of 8–16 cell human embryos cultured in vitro. *Micron. 13: 193–203.*

Das mütterliche Gewebe
SUNDSTRÖM, P./NILSSON, B. O., 1982: Postovulatory endometrium: In: *Hafez, E. S. E./Kennemans, P. (Hrg.): Atlas of Human Reproduction, MTP Press, Boston, S. 61–69.*
SUNDSTRÖM, P., 1984: Electron microscopy of human oocytes, cleavage stage ova and preimplantation endometrium within an in vitro fertilization programme. *Doktorarbeit, Universität Lund.*

HCG-Produktion
AHMED, A. G./KLOPPER, A., 1983: Diagnosis of early pregnancy by assay of placental proteins. *Brit. J. Obstet. & Gynecol. 90: 604–611.*
DOKRAS, A., et al, 1991: The human blastocyst: morphology and human chorionic gonadotrophin secretion in vitro. *Human Reprodn. 6: 1143–1151.*
DOKRAS, A., et al, 1991: Human trophectoderm biopsy and secretion of chorionic gonadotrophin. *Human Reprodn. 6: 1453–1459.*
LOPATA, A./HAY, D. L., 1989: The potential of early human embryos to form blastocysts, hatch from their zona and secrete hCG in culture. *Human Reprodn., 4th suppl: 87–94.*
MORTON, H., et al, 1977: An early pregnancy factor detected in human serum by the rosette inhibition test. *Lancet i: 394–397.*

Abgang
BRAMBATI, A., et al, 1990: Ultrasound and biochemical assessment of first trimester pregnancy. In: *Chapman, M., et al (Hrg.): The Embryo, Springer, London, S. 181–194.*
HARDY, K., et al, 1989: The human blastocyst: cell number, death and allocation during late preimplantation development in vitro. *Development 107: 597–604.*
HERTZ-PICCIOTTO, I., 1988: Incidence of early loss of pregnancy. *New Engl. J. Med. 19: 1483–1484.*
LITTLE, A. B., 1988: There's many a slip twixt implantation and the crib. *New Engl. J. Med. 319: 241–242.*

Zwillinge
GILBERT, S. F., 1991: Twins. In: *Gilbert, S. F.: Developmental Biology, 3. Aufl., Sinauer, Sunderland, M. A., S. 97.*
SLACK, J. M. W., 1991: From Egg to Embryo: regional specification in early development, 2. Aufl., *Camb. Univ. Press, S. 189.*

Einnistung
KAVATS, S., et al, 1991: Expression and possible function of the HLA-G a chain in human cytotrophoblasts. In: *Chaonat, G./Mowbray, J. (Hrg.), Cellular and Molecular Biology of the Maternal-Fetal Relationship, Kolloquium INSERM/John Libbey Eurotext, 212: 21–29.*
SARGENT, I. L.: Persönliches Gespräch
SARGENT, I. L., et al, 1993: The placenta as a graft. In: *Redman, C. W. G., et al (Hrg.): The Human Placenta, Blackwell Scientific, Oxford, S. 334–361.*

DER ERSTE MONAT
Zellorganisation, Zellwanderung, Zellgemeinschaften
BEARDSLEY, T., 1994: Big-time biology. *Sci. Am., November: 72–79.*
DAVIDSON, E. H., 1990: How embryos work: a comparative view of diverse modes of cell fate specificatin. *Development 108: 365–389.*
FLANAGAN, J. G.: Persönliches Gespräch
JESSELL, T. M./MELTON, D. A., 1992: Diffuse factors in vertebrate embryonic induction. *Cell 68: 257–270.*
KRUMLAUF, R., 1994: Hox genes in vertebrate development. *Cell 78: 191–201.*
MCGINNIS, W./KUZIORA, M., 1994: The molecular architects of body design. *Sci. Am., Februar: 36–42.*
MELTON, D. A., 1991: Pattern formation during animal development. *Science 252: 234–241.*
RAFF, M. C., 1992: Social controls on cell survival and cell death. *Nature 356: 397–400.*
ROBERTIS, E. M., DE, et al, 1990: Homeobox genes and the vertebrate body plan. *Sci. Am., Juli: 26–32.*

Tagebuch der Entwicklung
COPP, A. J., 1991: Embryonic development: the origin of neural tube defects. In: *Chapman, M., et al (Hrg.): The Embryo, Springer, London, S. 165–180.*
MOORE, K. L./PERSAUD, T. V. N., 1993: The Developing Human: Clinically Oriented Embryology, 5. Aufl., *W. B. Saunders, Philadelphia, S. 75–92.*
STREETER, G. L., 1942, 1945: Developmental Horizons in Human Embryos. Age groups XI–XIV. *Contributions to Embryology. Carnegie Institution of Washington Publns.*

DER ZWEITE MONAT
Tagebuch der Entwicklung
BIRNHOLZ, J., 1992: Smaller parts scanning of the fetus. *Radiol. Clins. N. Amer. 30: 977–991.*
COWAN, W. M., 1979: The development of the brain. *Sci. Am., September: 112–133.*
REECE, E. A., 1992: Embryoscopy: new developments in prenatal medicine. *Current Opinion in Obstet. & Gynecol. 4: 447–455.*
REECE, E. A., et al, 1992: Embryoscopy: a closer look at first-trimester diagnosis and treatment. *Am. J. Obstet. & Gynecol. 166: 775–780.*
STREETER, G. L., 1948, 1951 (Vorber. von Corner, G. W./Heuser, C. H.): Developmental Horizons in Human Embryos. Age groups XV–XXIII. *Contributions to Embryology. Carnegie Institution of Washington Publns.*

Alkohol, Nikotin, Medikamente
FORBES, R., 1984: Alcohol-related birth defects. *Public Health, London 98: 238–241.*
IDÄNPÄÄN-HEIKKILÄ, J., et al, 1972: Elimination and metabolic effects of ethanol in mother, fetus, and newborn infant. *Am. J. Obstet. & Gynecol. 112: 387–393.*
LITTLE, R. E., 1977: Moderate alcohol use during pregnancy and decreased infant birth weight. *Am. J. Public Health 67: 1154–1156.*
MAURER, D./MAURER, C., 1988: The World of the Newborn. *Viking, New York, S. 20–28, 246–248.*

Bewegung
NIJHUIS, J. G. (Hrg.), 1992: Fetal Behaviour: developmental and perinatal aspects. *Oxf. Univ. Press.*
VRIES, J. I. P., DE, 1992: The first trimester. In: *Nijhuis, J. G. (Hrg.): Fetal Behaviour, Oxf. Univ. Press, S. 3–16.*
VRIES, J. I. P., DE, 1992; 1987: Development of specific movement patterns in the human fetus. *Doktorarbeit, Universität Groningen.*
VRIES, J. I. P., DE, 1986: Fetal behaviour in early pregnancy. *Eur. J. Obstet. Gynecol. & Reprod. Biol. 21: 271–276.*
VRIES, J. I. P., DE, 1985: The emergence of fetal behaviour II quantitative aspects. *Early Human Devpmt. 12: 99–120.*
VRIES, J. I. P., DE, 1982: The emergence of fetal behaviour I qualitative aspects. *Early Human Devpmt. 7: 301–322.*

QUELLENHINWEISE

DER DRITTE MONAT
Bewegung
Wie oben, zusätzlich:
HUMPHREY, T., 1964: Some correlations between the appearance of human fetal reflexes and the development of the nervous system. *Prog. Brain Research 4: 93–135.*
PRECHTL, H. F. R., 1986: Prenatal motor development. In: Wade, M. G./Whiting, H. T. A. (Hrg.): *Motor Development in Children: aspects of coordination and control*, Nijhoff, Dordrecht, S. 53–64.
PRECHTL, H. F. F., 1992: Some remarks on the neonate. In: Nijhuis, J. G. (Hrg.): *Fetal Behaviour*, Oxf. Univ. Press, S. 65–72.

Schluckauf
DUNN, P. M., 1977: Fetal hiccups. *Lancet ii: 505.*
FULLER, G. N., 1990: Hiccups and human pupose. *Nature 343: 420.*
GOLOMB, B., 1990: Hiccup for hiccups. *Nature 345: 774.*
LEWIS, P. J./TRUDINGER, B., 1977: Fetal hiccups. *Lancet ii: 355.*

Reaktionen auf Geräusche
HEPPER, P./WHITE, R., 1991: The development of fetal responsiveness to external auditory stimulation. *Brit. Psychol. Soc. Abstracts*, S. 30.

DER VIERTE MONAT
Plazenta und Nabelschnur
BEACONSFIELD, P., et al, 1980: The Placenta. *Sci. Am.*, August 80–89.
REDMAN, C. W. G., et al, (Hrg.), 1993: *The Human Placenta: a guide for clinicians and scientists*. Blackwell Scientific, Oxford.

Aktivitäten und individuelle Unterschiede
VISSER, G. H. A., 1992: The second trimester. In: Nijhuis, J. G. (Hrg.): *Fetal Behaviour*, Oxf. Univ. Press, S. 17–25.
VRIES, J. I. P., DE, et al, 1988: The emergence of fetal behaviour III. Individual differences and consistencies. *Early Human Devpmt. 16: 85–103.*

DER FÜNFTE UND SECHSTE MONAT
Das Gehör
BIRNHOLZ, J. C./BENACERRAF, B. R., 1983: The development of human fetal hearing. *Science 222: 516–518.*
BUSNEL, M. C./GRANIER-DEFERRE, C., 1983: And what of fetal audition? In: Oliverio, A./Zappella, M. M. (Hrg.): *The Behavior of Human Infants*, Plenum, New York, S. 93–126.
HEPPER, P. G., 1992: Fetal psychology: an embryonic science. In: Nijhuis, J. (Hrg.), *Fetal Behaviour*, Oxf. Univ. Press, S. 129–156.
LILEY, A. W., 1972: The foetus as a personality. *Aust. NZ. J. Psychiatry 6: 99–105.*
QUERLEU, D., et al, 1989: Hearing by the human fetus? *Seminars in Perinatology 13: 409–420.*
SHAW, K. J./PAUL, R. H., 1990: Fetal responses to external stimuli. *Obstet. & Gynecol. Clins. North America 17: 235–248.*
WALKER, D., et al, 1971: Intrauterine noise: a component of the fetal environment. *Am. J. Obstet. & Gynecol. 109: 91–95.*

Aktivitäten
MAURER, D./MAURER, C., 1988: *The World of the Newborn*. Basic Books, New York, S. 7–31.
ROODENBURG, P. J., et al, 1991: Classification and quantitative aspects of fetal movements during the second half of normal pregnancy. *Early Human Devpmt. 25: 19–35.*
VRIES, J. I. P., DE, et al, 1987: Diurnal and other variations in fetal movement and heart rate patterns at 20 to 22 weeks. *Early Human Devpmt. 15: 333–348.*

Boxende Zwillinge
IANNIRUBERTO, A./TAJANI, E., 1981: Ultrasonographie study of fetal movements. *Seminars in Perinatology 5: 175–181.*

Augenbewegungen und Blinzeln
BIRNHOLZ, J. C., 1985: Ultrasonic fetal ophthalmology. *Early Human Devpmt. 12: 99–209.*
BIRNHOLZ, J. C., 1981: The development of human fetal eye movement patterns. *Science 213: 679–681.*
INOUE, M., et al, 1986: Functional development of human eye movement in utero assessed quantitatively with real-time ultrasound. *Am. J. Obstet. & Gynecol. 155: 170–174.*

Streß der Mutter
BENSON, P., et al, 1987: Foetal heart rate and maternal emotional state. *Brit. J. Med. Psychol. 60: 151–154.*
BERGH, B. R. H., VEN DEN, 1992: Maternal emotions during pregnancy and fetal and neonatal behaviour. In: Nijhuis, J. G. (Hrg.): *Fetal Behaviour*, Oxf. Univ. Press, S. 157–178.
STOTT, D. H., 1973: Follow-up study from birth of the effects of prenatal stresses. *Devpmtl. Med. Child Neurol. 15: 770–787.*

Schmerzen
ANAND, K. J. S./HICKEY, P. R., 1988: Pain in the neonate and fetus. *New Engl. J. Med. 318: 1399.*
ANAND, K. J. S./HICKEY, P. R., 1987: Pain and its effects in the human neonate and fetus. *New Engl. J. Med. 317: 1321–1329.*
LANGLAND, J. T./LANGLAND, P. I., 1988: Pain in the neonate and fetus. *New Engl. J. Med. 318: 1398.*
LAWSON, J. R., 1988: Pain in the neonate and fetus. *New Engl. J. Med. 318: 1398.*
RICHARDS, T., 1985: Can a fetus feel pain? *Brit. Med. J. 291: 1220.*
SCHECHTER, N. L., et al, 1988: Pain in the neonate and fetus. *New Engl. J. Med. 318: 1398.*

DER SIEBTE, ACHTE UND NEUNTE MONAT
Hören
BENZAQUEN, S., et al, 1990: The intrauterine sound environment of the human fetus during labor. *Am. J. Obstet. & Gynecol. 163: 484–490.*
DIVON, M. Y., et al, 1985: Evoked fetal startle response: a possible intrauterine neurological examination. *Am. J. Obstet. & Gynecol. 153: 454–456.*
GAGNON, R., 1992: Fetal behaviour in relation to stimulation. In: Nijhuis, J. G. (Hrg.): *Fetal Behaviour*, Oxf. Univ. Press, S. 209–226.
GAGNON, R., 1989: Stimulation of human fetuses with sound and vibration. *Seminars in Perinatology 13: 393–402.*

Sprache und Stimme der Mutter
DE CASPER, A. J./SPENCE, M. J., 1986: Prenatal maternal speech influences newborns' perception of speech sounds. *Infant Behavior & Devpmt. 9: 133–150.*
DE CASPER, A. J./PRESCOTT, P. A., 1984: Human newborns' perception of male voices: preference, discrimination, and reinforcing value. *Devpmtl. Psychobiol. 17: 481–491.*
DE CASPER, A. J./FIFER, W. P., 1980: Of human bonding: newborns prefer their mothers' voices. *Science 208: 1174–1176.*
FIFER, W. P./MOON, C., 1989: Psychobiology of newborn auditory preferences. *Seminars in Perinatology 13: 430–433.*
SHAHIDULLAH, S./HEPPER, P. G., 1994: Frequency discrimination by the fetus. *Early Human Development 36: 13–26.*

Musik
DAMSTRA–WIJMENGA, S. M. I., 1988: Fetal «soap» addiction. *Lancet ii: 223.*
FEIJOO, J., 1981: Le foetus, Pierre et le loup. In: Herbinet, E./Busnel, M.-C. (Hrg.): *L'aube des sens*, Stock, Paris, S. 193–206.
HEPPER, P. G., 1988: Fetal «soap» addiction. *Lancet i: 1347–1348.*
NAIDOO, N., 1988: Fetal «soap» addiction. *Lancet ii: 223.*
SHETLER, D. J., 1989: The inquiry into prenatal musical experience: a report of the Eastman project 1980–1987. *Pre & Peri-Natal Psych. 3: 171–189.*

Lernen und Erkennen der Stammesgruppe
HEPPER, P. G., 1991: An examination of fetal learning before and after birth. *Irish J. Psych. 12: 95–107.*
HEPPER, P. G., 1988: Adaptive fetal learning: prenatal exposure to garlic affects postnatal preferences. *Animal Behaviour 36: 935–936.*
PORTER, R. H., 1991: Mutual mother-infant recognition in humans. In: Hepper, P. G. (Hrg.): *Kin Recognition*. Camb. Univ. Press, S. 413–422.

Aktivitäten
HEPPER, P. G., et al, 1990: Origins of fetal handedness. *Nature 347: 431.*
ISAACSON, G./BIRNHOLZ, J. C., 1991: Human fetal upper respiratory tract function as revealed by ultrasonography. *Ann. Otol. Rhinol. & Laryngol. 100: 743–747.*
NIJHUIS, J. G., 1992: The third trimester. In: Nijhuis, J. G. (Hrg.), *Fetal Behaviour*, Oxf. Univ. Press, S. 26–40.
NIJHUIS, J. G., et al, 1982: Are there behavioural states in the human fetus? *Early Human Devpmt. 6: 177–195.*
PATRICK, J., et al, 1982: Patterns of gross fetal body movements ofer 24-hour observation intervals during the last 10 weeks of pregnancy. *Am. J. Obstet. & Gynecol. 142: 363–371.*
PRECHTL, H. F. R., 1992: Some remarks on the neonate. In: Nijhuis, J. G. (Hrg.): *Fetal Behaviour*, Oxf. Univ. Press, S. 65–72.
SADOVSKY, E./POLISHUK, W. Z., 1977: Fetal movements in utero. *Obstet. & Gynecol. 50: 49–X55.*
WOERDEN, E. E., VAN/GEIJN, H. P., VAN, 1992: Heart-rate patterns and fetal movements. In: Nijhuis, J. G. (Hrg.): *Fetal Behaviour*, Oxf. Univ. Press, S. 41–56.

Schlaf, Wachen, Verhaltenszustände
MIRMIRAN, M., 1986: The importance of fetal/neonatal REM sleep. *Eur. J. Obstet. Gynecol. & Reprod. Biol. 21: 283–291.*
PATRICK, J., 1989: The physiological basis for fetal assessment. *Seminars in Perinatology 13: 403–408.*
PILLAI, M./JAMES, D., 1990: Are the behavioural states of the newborn comparable to those of the fetus? *Early Human Devpmt. 22: 39–49.*
PRECHTL, H. F. R., 1984: Continuity and change in early neural development. *Clinics in Devpmtl. Med. 94: 1–15.*

Augenbewegungen und Sehfähigkeit
FIELDER, A. R., et al, 1988: The immature visual system and premature birth. *Brit. Med. Bulltn. 44: 1093–1118.*
HORIMOTO, N., et al, 1990: Fetal eye movement assessed with real-time ultrasonography: are there rapid and slow eye movements? *Am. J. Obstet & Gynecol. 163: 1480–1484.*

Geschmack- und Tastsinn
DESNOO, K., 1937: Das trinkende Kind im Uterus. Zitiert in: Windle WF 1940: *Physiology of the Fetus*, W. B. Saunders, Philadelphia, S. 100.
HOOKER, D., 1952: *The Prenatal Origin of Behavior*. Univ. Kansas Press.

DER TAG DER GEBURT
Beginn der Wehen
KOOY, B., VAN DER, 1994: Calculating expected date of delivery its accuracy and relevance. *New Generation Digest, Natnl. Childbirth Trust*, September: 2–5.
SWAAB, D. E., et al, 1992: Development of the central nervous system. In: Nijhuis, J. G. (Hrg.): *Fetal Behaviour*, Oxf. Univ. Press, S. 75–99.

Wehen und Geburt
ENKIN, M., et al (Hrg.), 1989: *A Guide to Effective Care in Pregnancy and Childbirth*. Oxf. Univ. Press, S. 225–233.
LAGERCRANTZ, H./SLOTKIN, T. A., 1986: The «stress» of being born. *Sci. Am.*, April: 92–102.

Das Neugeborene
EMDE, R. N., et al, 1975: Human wakefulness and biological rhythms after birth. *Arch. Gen. Psychiatry 32: 780–783.*
JOHNSON, M. H./MORTON, J., 1991: *Biology and Cognitive Development: the case of face recognition*. Blackwell, Oxford.
KLAUS, M. H./KLAUS, P. H., 1985: *The Amazing Newborn*. Addison–Wesley, Reading, MA.
WASZ-HÖCKERT, O., et al, 1968: *The Infant Cry: a spectrographic and auditory analysis*. Clins. in Devpmtl. Medicine No. 29, Spastics Internatl. Med. Publns.

Register

A
Abfallstoffe, Beseitigung 64f.
Adrenalin 81
Aktivität *siehe* Bewegung und die Bezeichnungen spezifischer Aktivitäten
Amnion *siehe* Schafhaut
Amniozentese 74
Antikörper 101f.
Arme (*siehe auch* Hände) 53ff., 62, 65
– Knospen 37f., 40, 44, 53
Atmung 98, 109, 114
– Training 60, 63f., 75, 86, 109
Aufmerksamkeit 92, 94f., 99
Augen 38, 48
– Bewegung 75, 85, 91, 99
– Blinzeln 86
– Brauen 88
– Fokussieren 109
–, geschlossen 65, 75, 85, 99
– Lider 54, 65, 75, 85, 91
–, offen 86, 91, 99, 109, 111
– Pigmentierung 54, 65
– Wimpern 88, 91

B
Bauch 48, 64
Bauchspeicheldrüse 39
Befruchtung 20
– im Reagenzglas 29
Beine (*siehe auch* Füße) 62f., 78
– Bereiche 54
– Knospen 38, 44
– Wachstum 54, 65
Berühren 60, 78f., 80f., 83
Bewegung 59, 60ff., 68, 74f., 78ff., 83, 85f., 98f.
– Augen 75, 85, 91, 99
– Auswirkung der mütterlichen Bewegungen 61
– Beobachtung mit Ultraschall 62, 78f., 85
– Häufigkeit 60, 75, 81, 86
– individuelle Unterschiede 74
–, die erste 44, 52f., 62
– tägliche Zyklen 86, 99
– von der Mutter wahrgenommene 68, 75, 77
Blastozyste (*siehe auch* Zellkugel) 31ff.
Blut 37ff.
– des Embryos 39f.
– des Fötus 69, 73
– der Mutter 34, 40, 68f.
Brust 40, 60

C
Choriongonadotropin (*siehe auch* HCG) 28
Chromosomen 22, 29, 43

D
Daumen 48, 53f., 62, 75, 79
– lutschen 60, 79, 91
DNS 22
Drehung 102f.
Drillinge 30

E
Eierstöcke 14, 65
– Hormone 28
– Anzahl der Eizellen 14, 65
Eileiter 14f.
– Flüssigkeiten 19, 26f.
– Kanal 26, 31
– Kontraktionen 18, 27f.
– Öffnungen 16
– Reise der Sperma 16
– Verhinderung der Einnistung 31
Einnistung 26, 33f.
Eizelle 13f.
– Anzahl von Eizellen in den Eierstöcken 14, 65
– Anziehung des Sperma 15, 19
–, befruchtete 19, 20ff.
– Eindringen der Samenzelle 13f., 19f.
– Inhalt 13f., 22
– Lebensdauer 14
– Oberflächenmoleküle 20
– Hülle *siehe* Zona pellucida
– Spender 34
– Übertragung 29
– Warten auf die Samenzellen 16, 19
Ejakulation 15
Eltern (*siehe auch* Mutter, Vater): Spiele mit dem Ungeborenen 83
Embryo (*siehe auch* Entwicklung: Tagebuch) 34, 38ff.
– arbeitender Organismus 40
– Auswirkungen der mütterlichen Aktivitäten 54–55
– Bewegungen 44, 52f.
– Blutkreislauf 40
– embryonischer Schild 39
– Ernährung 34, 40f., 55
– Größe 37f., 47f.
– Herzschlag 40
– Komponenten 37, 38f., 41, 44, 48, 55
– Lebenserhaltungssystem 40f., 44
– Schutz 55
–, vollständiger 55f.
– wäßrige Umgebung 39f.
Empfängnis 14, 16, 18
Entwicklung: Tagebuch 39, 44, 53ff.
Erdbebenwirkungen 80f.
Erkennen des Stammes 96
Ernährung (*siehe auch* Plazenta) 64, 68, 86f.
Erscheinungsbild des Babys 60, 87f., 101, 107, 111, 113
Erschrecken 52, 60

F
Fett 87, 101
Finger 44, 47f., 53, 56, 62
– Anfänge 52ff.
– Bewegung 59, 75, 79
– Griff 112
– Längenwachstum 55, 65
– lutschen 60, 79
Fingernägel 48, 65, 88, 111
Flimmerhärchen 27f.
Fötus 56ff.
Fontanelle 107
Fortpflanzungsorgane 41, 48, 65
Fruchtblase 56, 73f., 78ff.
– während der Geburt 108
Fruchtwasser 60, 63f., 74, 78, 86f., 101
– Austausch 87
– Volumen 74, 97f.
Frühgeborenes 88, 93, 95, 98f., 103
Füße 44, 54, 61
– Schrittbewegungen 102f.

G
Gähnen 60
Gebärmutter 82
– Ausdehnung 108
– Dunkelheit 86
– Flüssigkeiten 19, 37, 39f., 44, 60, 62, 74, 78
– geringe Sauerstoffzufuhr 78
– Lebenserhaltungssystem 39f., 70
– Muskeln 106
– oberer Bereich 33f.
– Reise der Samenzellen 16, 18
– sich einnistende Zellen 26, 33f.
– während der Geburt 106ff.
Geburt 105ff.
– Auslöser 70, 102, 106
– erste Phase 106f.
– Geburtskanal 103, 108
– Gewicht des Babys 87, 101
– Lage des Babys 102f.
– Platzen der Fruchtblase 108
– Schafhaut 73f.
– unkomplizierte 33, 107
– vorzeitige 88, 93, 98
– zweite Phase 108f.
Gehirn 38f., 47f., 54, 86
Gehör 61, 77, 82f., 86, 92, 93ff.
Gene 22f., 42, 43
Genetischer Code 42f.
Genetisches Material 14, 43
–, allgemeines 34
–, einzigartiges 23
– in den Eizellen 22
– in den Samenzellen 15, 20
– in den Zellen 29
– in sich einnistenden Zellen 34
Genetisches Programm 42, 43
–, erhaltenes 43
Genitalien 64
Geräusche 61, 77, 82f., 86, 92ff., 106
Geschlecht des Babys 56, 64f.
Geschlechtsorgane 48
Geschmackssinn 96f.
– Geschmacksknospen 48, 64, 97
Gesicht 38, 47, 63, 79, 82, 88, 101
– Empfindsamkeit 60
– Größe 65, 101
–, individuelles 65
– Kratzspuren 112
– Wirkung auf das Baby 111
Gibran, Khalil (Zitat) 25
Gliedmaßen 38, 44, 67
Greifen 55, 73, 79f.
Größe des Babys 47, 59f., 65, 67f., 78, 87, 91, 98, 101

H
Haar 88
Hände (*siehe auch* Finger) 44, 47, 56, 59, 62, 69, 73, 78ff., 91, 112
– Bevorzugung der rechten Hand 79
– Bewegungen 75
– Paddel 52, 54
Hals 65
Haut 39, 67, 87, 88
HCG 28
Herz 38ff.
– Bildung 40
– Herzschlag 40, 86, 106
– Pumpen 48, 52
Hexenmilch 114
Hoden 15, 65
Hodensack 65, 113
Holmes, Oliver Wendell (Zitat) 105
Homeobox 43
Hormone
– als Auslöser der Wehen 102
– bei der Entwicklung der Geschlechtsorgane 65
– bei der Ovulation 18
– im Eierstock 28
–, mütterliche 28, 70, 113
– und Muttermundschleim 18
Hox *siehe* Homeobox
Huxley, Aldous (Zitat) 16
Hyperaktivität 81

I
Immunität 70, 101f.
Immunsystem 102

Implantation der Eizelle (*siehe auch* Zellkugel: Einnisten) 33f.
Intelligenz 83

K
»Känguruh-Fürsorge« 98f.
Käseschmiere 88, 108, 114
Kalzium 88
Kehle 114
Kiefer 55
Knochenmark 55
Körper
 – Bildung 38f., 44, 54
 – Funktion 48
 – Größe 37f., 47, 69
 – Organisation 38
 – Proportionen 39, 48, 65, 67
 – Vollendung 47f., 55
 – Wachstum 39, 54, 86
Kopf 37, 39f., 62
 – Form bei der Geburt 107
 – Geburtsposition 102f.
 – Krönung 109
 – Wachstum 65
 – während der Geburt 107

L
Lanugo 88, 114
Lebenserhaltungssystem 32, 38, 68, 73
Leber 39, 48
Licht 86, 92
Lider *siehe* Augen: Lider
Lippen 55, 64
Lukas (Zitat) 77
Lungen 63, 98, 106

M
Milch 70, 96f., 102
 – in der Brust des Babys 113f.
Molekularbiologie 42
Morula (*siehe auch* Zellkugel) 25ff.
 – Definition 29
Mund 38, 55, 60, 64, 79, 82, 91
Musik 94, 95f.
Muskeln 39, 62
Mutter
 – Blutgefäße 34
 – Brust 70, 113
 – Einnistung in das mütterliche Gewebe 34
 – Entspannung 96, 98
 – Ernährung 54f., 68, 87, 97
 – Freiheit während der Schwangerschaft 68
 – Hormone 28, 70, 113
 – Immunität 70, 101f.
 – Medikamente 54f., 69
 – morgendliche Übelkeit 70
 – Müdigkeit 55, 81
 – Rauchen 54f., 69
 – Spüren der Bewegungen des Babys 68, 75, 77, 98
 – Stimme 92, 93f., 105, 111
 – Stoffwechsel 70
 – und die Fürsorge um das Baby 95f., 111, 113f.
 – und Embryo 28, 34, 54f.
 – und Fötus 61f., 68, 70, 81f.
 – und Streß 80, 81f.
 – während der Geburt 106ff.
 – Wohlbefinden 70
Muttermund 103
 – Schleim 18f.
 – während der Geburt 106

N
Nabelschnur 38, 55f., 79, 92
 – bei der Geburt 108, 114
 – Durchtrennung 114
 – Kreislauf 73, 75
 –, primitive 41
Nachgeburt *siehe* Plazenta
Nase 38, 54f.
 – bei der Geburt 109, 114
 – Nasenlöcher 54
Nervensystem 39, 62, 81, 99
Neugeborenes 60, 87, 93, 95, 99, 102, 105ff., 109ff.
Neuralrohr 39
Neuronen 54, 86
Nieren 38
 – Funktion 48, 64
Nukleus 29

O
Ohren 38, 55
 – Gleichgewichtsorgane 78
 – bei der Geburt 114
 – Form 55, 65
Ovulation 16, 18
Ovum *siehe* Eizelle

P
Penis 64f.
Plazenta 38, 48, 51, 62
 – Bildung 32, 68
 – Blutgefäße 68ff.
 – Evolution 68
 – Funktionen 68ff., 87, 101f.
 – Größe 67
 – Lage in der Gebärmutter 60, 63, 78f., 91, 102, 103
 – während der Geburt 108
Progesteron 70
Pronukleus 22f.
Purzelbäume schlagen 78

R
Reaktionen 61, 77f., 93, 111
Reflexe 102, 109, 111
Rücken 37, 40, 61
Rückenmark 39

S
Samenzelle 13ff.
 – Anziehung durch die Eizelle 15
 – »Eierjäger« 16, 19
 – »Kamikaze«-Spermien 16
 – Befähigung 19
 –, besiegte 20, 25, 30
 – Enzyme 20
 – Geschwindigkeit 15, 18
 –, hyperaktive 19f.
 – Lebensdauer 15f.
 – Oberflächenmoleküle 20
 – produzierte Zahl 15f.
 – Reise zur Eizelle 16, 18f.
 – Schwimmen 15ff., 19f.
 – Wirkung auf die Eizelle 13f., 20ff.
Saugen 93, 94
Schädel 107
Schafhaut 73f.
Schlaf 60, 99
Schluckauf 60, 63f.
Schlüpfen 26, 33
Schmerz 88
Schreien 88, 101, 109
Schritte 60, 102
Schultern 54
Schwangerschaft
 – frühes Schwangerschaftsende 29
 – Test 28
 – und Evolution 68
Skelett 39, 55, 62, 88
Soziale Entwicklung 111
Speichel 64
Spiele, vorgeburtliche 83
Sprache erkennen 94f.
Steißgeburt 103
Stimmbänder 88
Stimmen *siehe* Geräusche
Stirn 47
Strecken 60
Streß 80ff., 88

T
Temperatur 70
Thomas, Lewis (Zitat) 47
Thwaite, Anthony (Zitat) 59
Tränengänge 55
Träumen 99
Trinken 60, 64, 86, 97

U
Ultraschall 52, 54, 62, 78, 86, 91
Urinieren 60, 64, 113
Uterus *siehe* Gebärmutter

V
Vater und Baby 98f., 111f., 114
Verdauungssystem 39, 64
Verhaltenszustände 99
Villi 34, 40f., 44, 68
Vorgeburtliches Lernen 92, 94ff.
Vulva 64f., 113

W
Wehen 102, 106ff.
Wenden des Babys 103
Weinmuster 109
Whitman, Walt (Zitat) 13
Wimpern *siehe* Augen: Wimpern
Wirbelsäule 39
Wolpert, Lewis (Zitat) 37

Z
Zahnknospen 48, 55
Zehen 44, 75
Zehennägel 88
Zellen 23
 – Differenzierung 38, 42ff., 55
 – Entstehung des Embryos 38f.
 – Inhalt 29
 – Kooperation 42f.
 – Lebenserhaltungssystem 38, 41
 – Organisation 38f., 42ff.
 – Spezialisierung 43f., 55
 – Teilung 23, 25, 29, 33, 37, 38, 42, 54f.
 – Tod 28f., 44
 – Wanderung 38, 55
Zellkugel (*siehe auch* Blastozyste, Morula) 25ff.
 – Ankunft in der Gebärmutter 26, 30
 – ausgeschlossenes Sperma 25, 30
 – wäßrige Umgebung 26f.
 – Differenzierung 31ff.
 – Einnistung 26, 33f.
 – Ernährung 14, 27
 – Größe 30f.
 – innere und äußere Zellen 31f.
 – Schlüpfen 26, 33
 – signalisiert Ankunft 28
 – Tod 28f.
 – Transport in die Gebärmutter 27f.
Zilien *siehe* Flimmerhärchen
Zona pellucida 14, 20, 23, 31, 33
Zunge 48, 55, 64
Zwerchfell 63
Zwillinge 30
 –, »boxende« 80f.